FIT UND AKTIV DURCH DIE SCHWANGERSCHAFT!

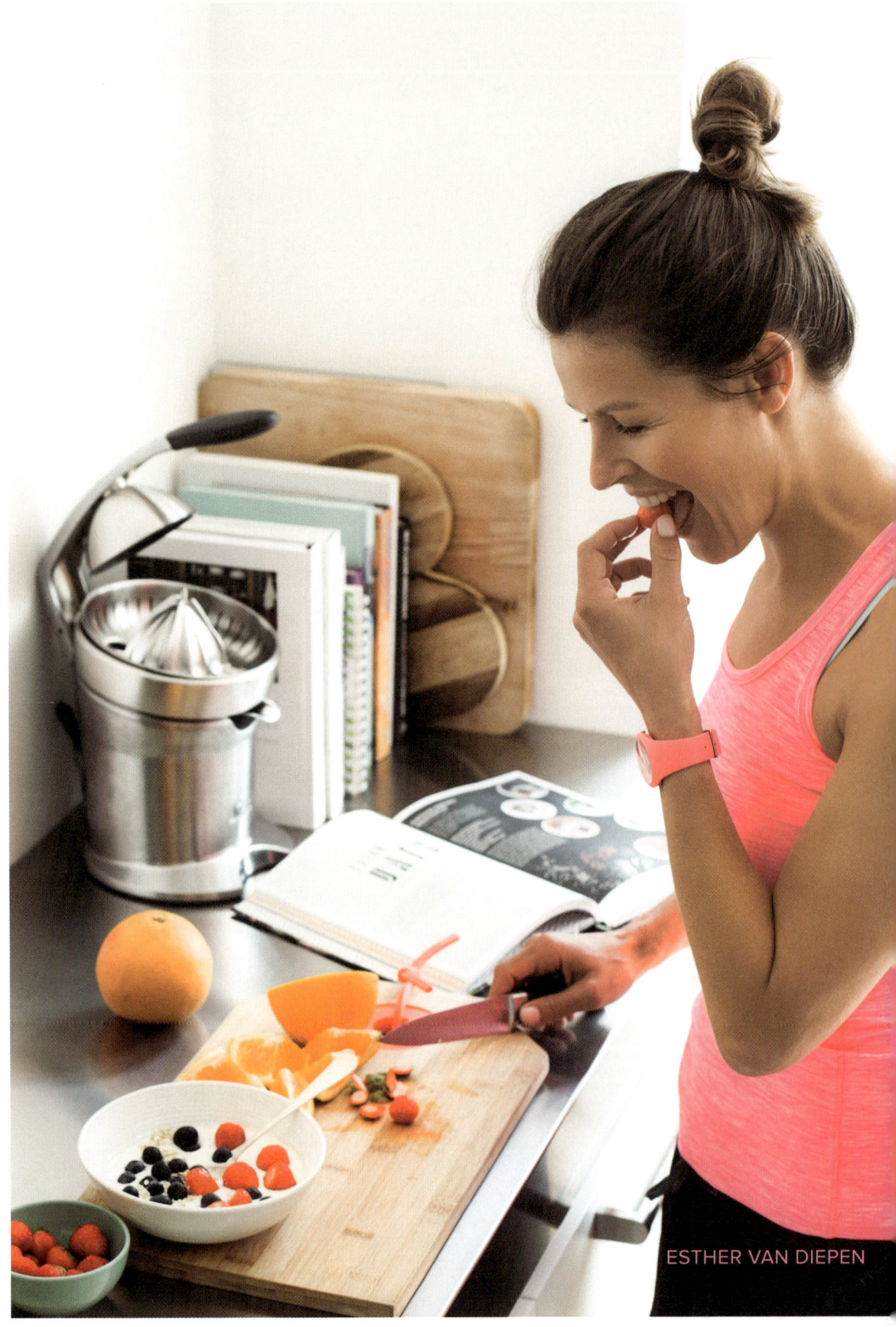

ESTHER VAN DIEPEN

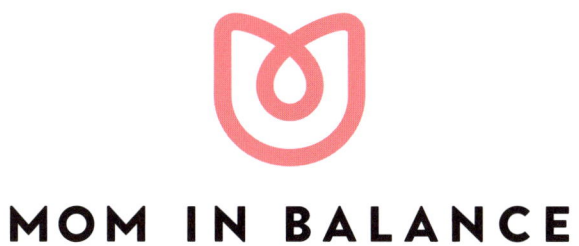

MOM IN BALANCE

FIT UND AKTIV DURCH DIE SCHWANGERSCHAFT!

WORKOUTS, TIPPS UND REZEPTE

Esther van Diepen

HEEL

HEEL Verlag GmbH
Gut Pottscheidt
53639 Königswinter
Tel.: 02223 9230-0
Fax: 02223 9230-13
E-Mail: info@heel-verlag.de
www.heel-verlag.de

© der deutschen Ausgabe:
2018 HEEL Verlag GmbH

First published by Kosmos Uitgevers, The Netherlands, in 2017

Originalausgabe:
Fit zwanger! Oefeningen, tips en recepten
Original-ISBN: 978-90-215-6439-5

Text: Esther van Diepen
Fotos: Jeannette Huisman, Klaas-Jan Timmerman
Food-Fotos: José van Riele
Rezepte und Foodstyling: Nanneke Schreurs
Illustrationen: Ingrid Robers

Deutsche Ausgabe:
Übersetzung: Birgit van der Avoort, Havixbeck
Satz: HEEL Verlag GmbH
Lektorat: Laura Wika von Czarnowski, Hannah Kwella,
Ulrike Reihn-Hamburger

Dieses Buch und die darin enthaltenen Rezepte wurden nach bestem
Wissen und Gewissen verfasst. Weder der Verlag noch der Autor tragen die
Verantwortung für ungewollte Reaktionen oder Beeinträchtigungen, die aus
der Verarbeitung der Zutaten entstehen.

HINWEIS:
Bitte konsultieren Sie immer zuerst Ihren Hausarzt, Ihre Hebamme oder
Ihren Gynäkologen, bevor Sie mit verschiedenen Übungen/Workouts aus
diesem Buch starten. Sobald Sie Schmerzen oder Unwohlsein verspüren,
unterbrechen Sie sofort die Übungen und ziehen Sie Ihren Arzt zu Rate.

Printed in Czech Republic

ISBN 978-3-95843-630-5

Inhalt

Herzlichen Glückwunsch

Zuallererst: Herzlichen Glückwunsch zur Schwangerschaft! Wie schön, dass Sie sich für dieses Buch entschieden haben, denn es wird Ihnen dabei helfen, die Schwangerschaft voller Energie zu genießen.

Die ersten Jahre mit kleinen Kindern gelten völlig zu Recht als eine anstrengende Zeit und dabei können Sie wirklich jede zusätzliche Energie gut gebrauchen. Wenn Sie während der Schwangerschaft gesund und aktiv bleiben, dann haben Sie auch später in der ersten Zeit als Mutter noch ausreichend Kraft und Energie. Dann werden Sie die Arbeit sowie die tausend anderen Dinge, die Ihnen wichtig sind, viel besser bewältigen.

MOM IN BALANCE

Mit einem Netzwerk aus positiv denkenden Frauen möchte Mom in Balance möglichst vielen (angehenden) Müttern zu einer starken und energievollen Basis verhelfen. Das Ziel soll sein, das physische und psychische Wohlbefinden von Frauen zu steigern. Frauen soll es erleichtert werden, die richtigen Entscheidungen zu treffen, an ihren persönlichen Ambitionen zu arbeiten und ihr Familienleben zu genießen.

WAS KANN DIESES BUCH IHNEN GEBEN

Mit diesem Buch möchte ich Sie motivieren, die Schwangerschaft aktiv und fit zu erleben. Sie finden jede Menge Trainingstipps, Übungen, Ratschläge und Hintergrundinformationen zu Ihrem sich verändernden Körper und zum heranwachsenden Baby. Das Buch basiert auf meinem eigenen Wissen. Ich habe mit vielen Schwangerschafts-, Sport- und Ernährungsexperten gesprochen. So beriet mich zum Beispiel die Beckenphysiotherapie-Praxis Hageman in Fragen zu Training und Stärkung der Beckenbodenmuskulatur. Die Ernährungswissenschaftlerin Nanneke Schreurs half mir bei der Zusammenstellung der Rezepte.

WERDEN SIE AKTIV!

Egal, ob Sie Anfängerin mit sportlichen Ambitionen oder durchtrainierte Sportlerin sind, in diesem Buch finden Sie Ratschläge und Tipps, um auch während der Schwangerschaft Sport zu treiben. Alle Vorteile des Sports in der Schwangerschaft werden erörtert. Ich mache Ihnen jede Menge Trainingsvorschläge und stelle Ihnen Übungen vor, die Sie selbst zu einem eigenen Trainingsplan zusammenstellen können. Alle besonderen Momente während der drei Trimester können Sie in den Wochenplänen festhalten, einschließlich der körperlichen Veränderungen, die Sie in den kommenden neun Monaten erfahren werden.

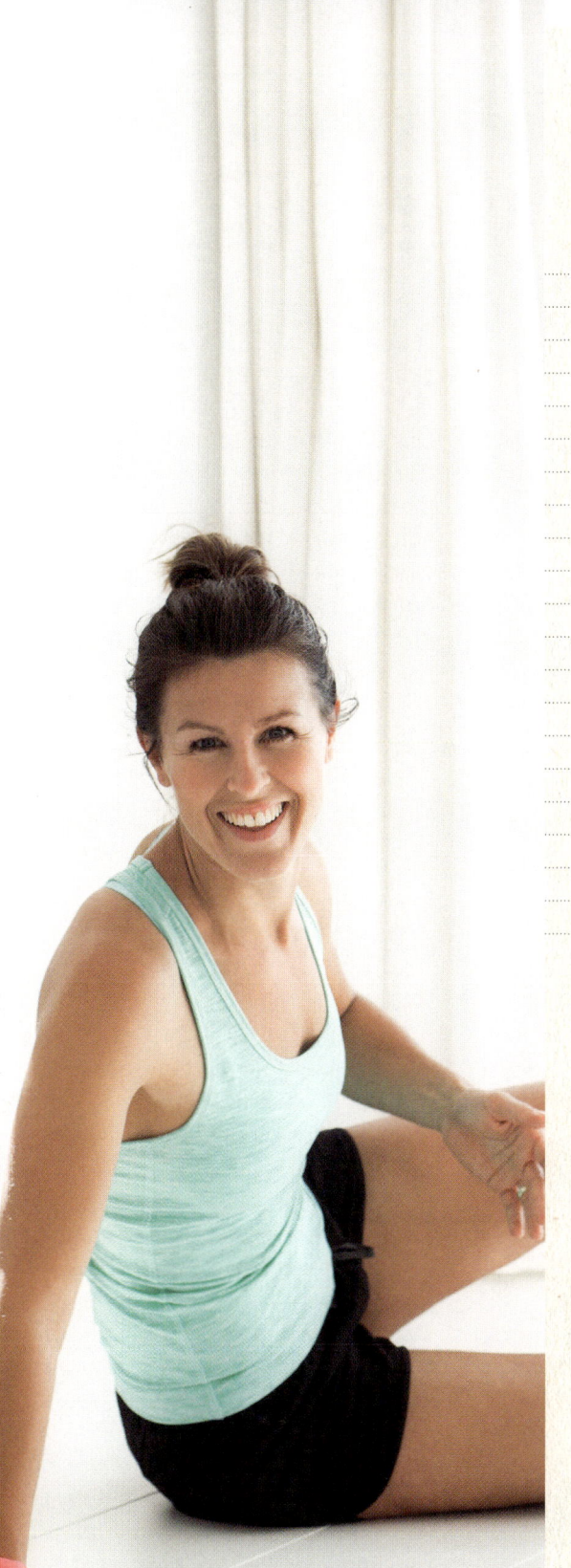

DIE HÄUFIGSTEN FRAGEN

SPORT IN DER SCHWANGERSCHAFT:

◆ Ist es gut für das Baby, wenn ich Sport treibe?

◆ Wie lange kann ich meine Bauchmuskeln trainieren?

◆ Was ist die beste Trainings-methode, um während der gesamten Schwangerschaft aktiv zu bleiben?

◆ Kann ich bis zum Ende der Schwangerschaft weiter-trainieren?

◆ Kann ich in der Schwanger-schaft noch joggen?

◆ Ich habe körperliche Beschwer-den. Kann ich trotzdem bedenkenlos Sport treiben?

Alle Fragen werden in diesem Buch beantwortet. Lesen Sie Fit und aktiv durch die Schwangerschaft, damit Sie in den kommenden neun Monaten die Schwangerschaft in vollen Zügen genießen können und sich stark und voller Energie fühlen!

> ## BELIEVE YOU CAN AND YOU ARE HALFWAY THERE

Esther van Diepen

7

Die Vorteile von SPORT in der SCHWANGERSCHAFT

GLÜCKWUNSCH, SIE SIND SCHWANGER!

Die kommenden neun Monate stehen ganz im Zeichen des gesunden Wachstums Ihres Kindes. Das erfordert Disziplin, Durchsetzungsvermögen und einen starken und fitten Körper. Schwangerschaft ist ein Top-Sport, bei dem Sie jede zusätzliche Energie gut gebrauchen können. Sport und eine gute Ernährung bestimmen wesentlich, wie Sie sich in den kommenden Monaten fühlen werden. Ich erkläre Ihnen, warum es förderlich ist, wöchentlich Sport zu treiben.

Sport während der Schwangerschaft hat äußerst positive Auswirkungen. Der amerikanische Fitnessguru und Arzt James Clapp und die kanadische Ärztin Michelle Mottola haben zum Thema Sport in der Schwangerschaft weitaus die meisten Untersuchungen angestellt. Ihr Resümee? Wenn Sie in der Schwangerschaft aktiv bleiben, verringern Sie die Wahrscheinlichkeit von Komplikationen und körperlichen Beschwerden. Und: Sport in den ersten Monaten der Schwangerschaft birgt keinerlei zusätzliche Risiken.

> ## DIE SIEBEN VOR-TEILE VON SPORT UND GESUNDER ERNÄHRUNG IN DER SCHWANGERSCHAFT

WENIGER PROBLEME MIT SCHWANGERSCHAFTSLEIDEN

Die Untersuchungen von Dr. Clapp haben gezeigt, dass regelmäßiges Kraft- und Cardio-Training vielen Schwangerschaftsleiden vorbeugen können, oder sie zumindest verringern. So vermeiden Sie beispielsweise Ermüdungserscheinungen – die vor allem im ersten Trimester auftreten können –, wenn Sie aktiv werden. Auch Michelle Mottola schließt aus ihren Untersuchungen, dass bei anhaltender Aktivität Schwangerschaftsdiabetes, Bluthochdruck und andere physische Beschwerden weniger häufiger auftreten.

GESUNDE GEWICHTSZUNAHME

Wenn Sie in Bewegung bleiben und gesund essen, dann wird sich die Gewichtszunahme im normalen Bereich bewegen. Regelmäßiger Sport sorgt dafür, dass gespeichertes Fett als Energiequelle genutzt wird. In den Niederlanden ist es üblich, dass Schwangere bei den Vorsorgeterminen durch die Hebamme oder den Gynäkologen nicht mehr automatisch gewogen werden. Diese Kontrolle müssen Sie inzwischen selbst übernehmen. Vielleicht kommt bei Ihnen irgendwann einmal der Punkt, an dem Sie sich nicht mehr wiegen lassen wollen, doch ich rate Ihnen, es weiterhin zu tun. Nutzen Sie die Wochenpläne zu den einzelnen Trimestern, um Gewicht und Bauchumfang in Zentimetern zu notieren. Das wird dazu beitragen, dass Sie bis zum Ende der Schwangerschaft in gesundem

Maße an Gewicht zunehmen werden. Auf Seite 26 finden Sie eine Übersicht, wie sich die Gewichtszunahme zusammensetzt. Eine von Clapps Studien beweist, dass Frauen, die sich regelmäßig bewegen, bis zum Ende der Schwangerschaft durchschnittlich vier Kilo weniger zunehmen als Schwangere, die sich in ihrer Schwangerschaft nicht bewegt haben.

GESUNDES WACHSTUM DER PLAZENTA

Regelmäßiger Sport während der Schwangerschaft führt zu einem besseren Wachstum der Plazenta. Sport trägt außerdem dazu bei, dass die Plazenta auch am Ende der Schwangerschaft noch optimal funktioniert. Wenn eine Frau in ihrer Schwangerschaft Sport treibt, scheint die Plazenta im zweiten Trimester fast dreimal so schnell zu wachsen und bekommt eine 15 Prozent größere Oberfläche, was für optimale Lebensbedingungen für das Baby sorgt.

GUT FÜR DAS BABY

Bewegung in der Schwangerschaft wirkt sich positiv auf die Entwicklung des Herzens und des Nervensystems des Fötus aus. Diese Annahme basiert auf den Forschungsergebnissen von Wissenschaftlern der Kansas City University of Medicine and Biosciences. Zudem beweist eine Forschung von Richard Nisbett, Professor an der University of Michigan, dass Sport einen positiven Einfluss auf den IQ des Babys hat. Kinder, deren Mütter täglich eine halbe Stunde Sport treiben, erzielen bei IQ-Tests ca. acht Punkte mehr als Kinder, deren Mütter nicht sportlich aktiv sind. Eine große britische Studie zeigt, dass Frauen, die auch während der Schwangerschaft Sport treiben, meist aktive und sportliche Kinder gebären. Das verwundert kaum, so die Wissenschaftler, denn Frauen, die sich während der Schwangerschaft viel bewegen, werden das auch nach der Geburt tun. Und in den ersten Lebensjahren sind Kinder sehr sensibel für das Verhalten ihrer Eltern: Sie übernehmen viel von ihnen, einschließlich der Gewohnheit, Sport zu treiben.

BESSERE KONDITION

Sport sorgt dafür, dass Sie in den kommenden neun Monaten Ihre Kondition halten und sogar noch verbessern. Eine regelmäßige sportliche Aktivität erhöht die maximale Energiemenge einer Frau und die Sauerstoffmenge, die ihr pro Minute zur Verfügung steht, so das Ergebnis der Untersuchung von Clapp. Eine andere Forschung konnte nachweisen, dass maximale körperliche Leistungen in der gesamten Zeit der Schwangerschaft durchaus möglich sind. Körperliche Anstrengung scheint kein Risiko für Mutter und Kind darzustellen, vorausgesetzt die Schwangerschaft verläuft normal.

KRÄFTIGE MUSKELN UND UND BEWEGLICHKEIT

Durch muskelstärkende Übungen bauen Sie Ihre Muskulatur auf und die können Sie gut gebrauchen, da die Gelenke durch die Schwangerschaft immer lockerer werden. Regelmäßiges Stretching verhilft zu größerer Beweglichkeit. Kräftige Muskeln und Beweglichkeit können sich bei der Geburt und während der Rekonvaleszenz als äußerst günstig erweisen.

NACH DER GEBURT

Last but not least: Wenn Sie es schaffen, weiterhin Sport zu treiben und sich gesund zu ernähren, dann wird die Genesung nach der Geburt etwas geschmeidiger ablaufen. Und Sie werden auch schneller wieder in Ihre alte Kleidung passen.

Die Vorteile einer GESUNDEN ERNÄHRUNG

Wenn Sie sich während der Schwangerschaft fit und energiegeladen fühlen möchten, dann ist es wichtig, dass Sie gut für sich selbst sorgen. Wie Sie sich in dieser Zeit fühlen, hängt auch davon ab, was Sie essen und trinken. Ich unterstütze Sie gern dabei, in den kommenden neun Monaten gesunde Lebensmittel auszuwählen und sich für einen Essenplan zu entscheiden, der zu Ihnen passt. Nahrung liefert einen wichtigen Beitrag zum Energiehaushalt. Während der Schwangerschaft müssen Sie Ihre Energie besonders effizient nutzen. Entscheiden Sie sich also für gesundes Essen – nicht nur für Sie, denn auch Ihr Kind wird davon profitieren.

Ein gesunder Darm trägt wesentlich zum allgemeinen Wohlbefinden bei. Viele Mütter wissen nicht, dass sie die Darmgesundheit ihres Kindes bereits bei der Geburt beeinflussen. Die Darmflora wird nämlich direkt bei der Geburt gebildet. Ein Baby besitzt in der Gebärmutter noch keine eigenen Darmbakterien, da dieser Raum vollkommen steril ist. Wenn das Baby durch den Geburtskanal kommt, erhält es seine ersten Darmflorabakterien von Vagina und Anus der Mutter. Das mag sich vielleicht komisch oder sogar eklig anhören, aber es ist eine sehr gesunde und natürliche Art, um erste Darmbakterien im Darm des Kindes anzusiedeln.

Möchten Sie Ihrem Kind einen gesunden Start und eine gesunde Darmflora mit auf den Weg geben, dann ist es wichtig, bereits vor der Schwangerschaft dafür zu sorgen, dass die Darmflora in allerbestem Zustand ist. Essen Sie viel Gemüse, Früchte, Rohkost, Knollengemüse und Pilze. Diese enthalten viele leicht verdauliche Ballaststoffe; Ballaststoffe, die Ihre guten Darmbakterien füttern.

ESSEN SIE MEHR OBST

1 Kaufen Sie zweimal in der Woche frisches Obst.

2 Essen Sie Obst auch zwischendurch: einfach, frisch und schnell.

3 Belegen Sie Ihr Butterbrot mit Obst: Banane und Erdbeeren oder Apfel- und Birnenscheiben auf dünn verstrichenem Frischkäse.

4 Servieren Sie einen Obstsalat als Mittagessen oder nach einer warmen Mahlzeit.

5 Trockenfrüchte sind ein gesunder Snack. Sie enthalten viele Ballaststoffe und Vitamine und liefern viel Energie.

6 Bereiten Sie aus verschiedenen Obstsorten wohlschmeckende Fruchtshakes oder Smoothies zu.

ESSEN SIE MEHR OBST

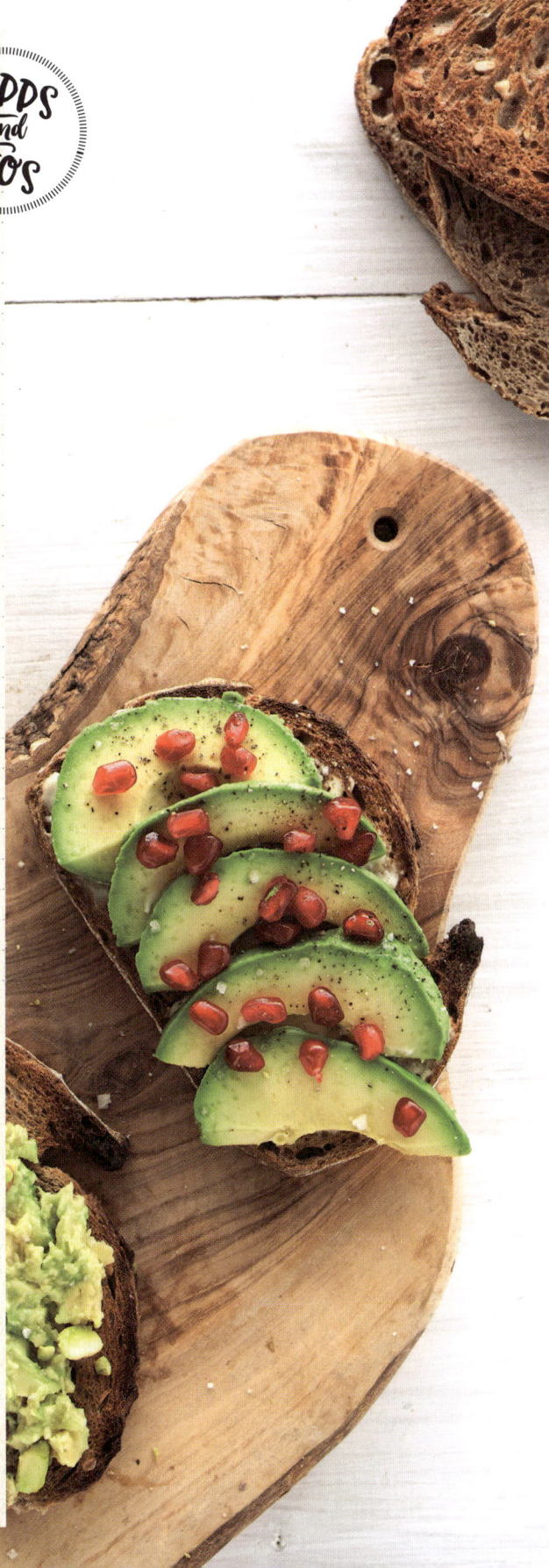

1 Garnieren Sie Ihr Käse- oder Wurstbrot mit Tomaten- und Gurkenscheiben oder Paprikastücken: erfrischend und knackig.

2 Haben Sie bei der Arbeit viel um die Ohren oder ein geschäftiges Familienleben, dann stellen Sie einen guten Wochenplan für die Mahlzeiten auf und kaufen Sie zweimal in der Woche ein. Eventuell können Sie Ihre Bestellung auch im Internet aufgeben und die Einkäufe nach Hause liefern lassen: Jede Hilfe wird gern angenommen!

3 Sorgen Sie dafür, dass Sie einen Vorrat an Gemüse im Haus haben, um einen Salat zubereiten zu können.

4 Essen Sie häufiger etwas Gesundes zwischendurch: Karotten, Kirschtomaten, Salatgurke, Radieschen, Staudensellerie und Paprika.

5 Bereiten Sie auch Nudel- und Reisgerichte mit ausreichend Gemüse zu. Oder servieren Sie dazu eine Beilage wie grüne Bohnen oder einen Salat.

TROCKEN-FRÜCHTE SIND EIN GESUNDER SNACK

Vitamine und Mineralien

Mit den hohen Anforderungen, die nun an Ihren Körper gestellt werden, kann es schwierig sein, ausreichend Gemüse und Obst zu verzehren. Doch es ist äußerst wichtig, dass Sie genug Vitamine und Mineralien zu sich nehmen. Wenn das für Sie problematisch ist, dann sind Multivitamine eine gute Ergänzung. Es gibt sehr gute Multivitamine/Nahrungsergänzungsmittel, auch einige speziell für Schwangere.

VITAMIN A

Vitamin A sorgt für Knochen- und Zellenwachstum, gesunde Nägel und Haare. Es ist außerdem gut für die Augen. Dieses Vitamin findet sich unter anderem in Spinat, Brokkoli, Milch, Joghurt und fettem Fisch. Während der Schwangerschaft sollten Sie darauf achten, nicht zu viel Vitamin A zu sich zu nehmen, denn eine zu hohe Dosis kann im Körper giftig sein. Setzen Sie bevorzugt auf spezielle Nahrungsergänzungsmittel für Schwangere, denn diese enthalten kein Vitamin A. Vermeiden Sie es, Leber zu essen.

VITAMINE B1 UND B6

Die Vitamine B1 und B6 sind wasserlösliche Vitamine, die in der Schwangerschaft besonders wichtig sind. Sie sorgen dafür, dass Energie im Körper freigesetzt wird. Daneben tragen sie zu gesundem Zellenwachstum und gesundem Gewebe bei. Vitamin B1 ist vor allem im ersten und zweiten Trimester von Bedeutung, wenn das Baby noch mehr Kohlenhydrate zum Wachsen benötigt. Es hilft auch bei der Umwandlung von Kohlenhydraten und unterstützt eine gesunde Muskulatur. Vitamin B1 findet sich unter anderem in Fisch und Nüssen; Vitamin B6 in Fleisch, Fisch und Milch.

VITAMIN C

Vitamin C fördert die Zellenbildung, Wundheilung und die Widerstandskraft. Es unterstützt die Eisenbildung aus den roten Blutkörperchen und ist daher in der Schwangerschaft äußerst wichtig. Es findet sich in Gemüse und Obst.

VITAMIN D

Vitamin D sorgt für den Knochenaufbau und den Knochenerhalt. Das ist für Ihr Baby und Sie gleichermaßen wichtig. Der niederländische Gesundheitsrat* empfiehlt die Einnahme von zusätzlich 10 mg Vitamin D durch Ergänzungsmittel. Vitamin D steckt unter anderem in Thunfisch, Eigelb und Lachs. Auch die Sonne fördert die Bildung von Vitamin D im Körper.

Gehen Sie häufig nach draußen, wenn die Sonne scheint. Draußen Sport zu treiben ist nicht nur gut für die Kondition, sondern auch wichtig, um die Vitamin-D-Reserven wieder aufzufüllen. Nehmen Sie täglich Vitamin D durch Ergänzungsmittel zu sich.

VITAMINE E UND K

Auch die Vitamine E und K sind in der Schwangerschaft äußerst wichtig. Vitamin E stoppt die Abnahme von Körpergewebe. Es steckt in Sonnenblumenöl, Getreide-

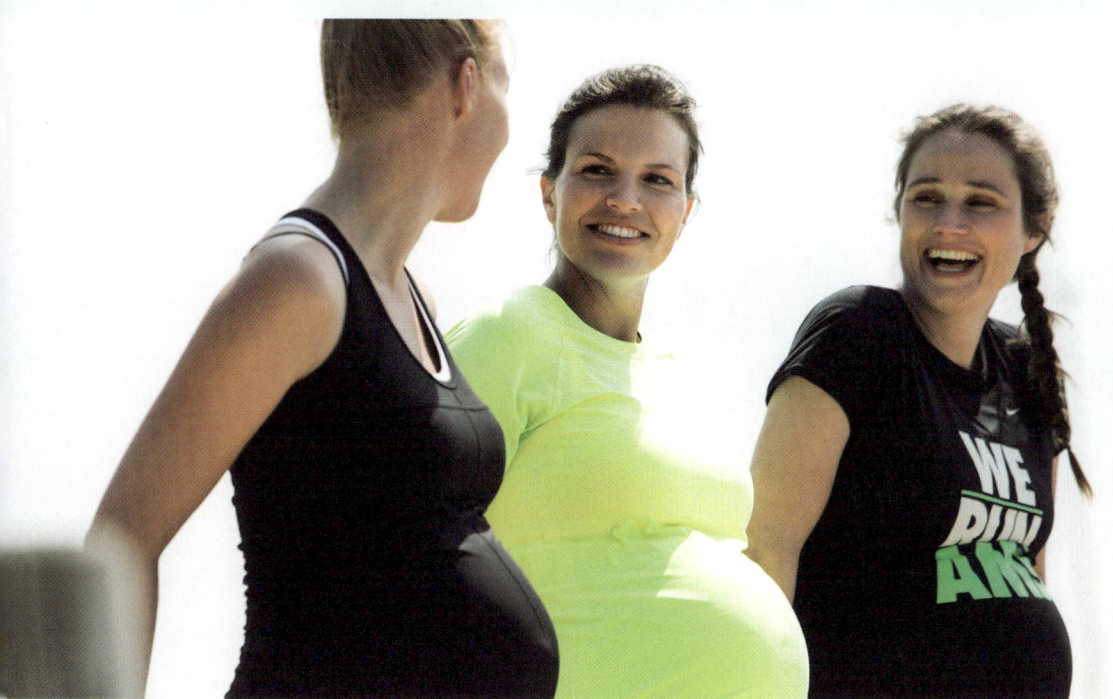

produkten sowie in Samen und Kernen. Vitamin K sorgt für eine gute Blutgerinnung und fördert einen gesunden Knochenaufbau. Dieses Vitamin steckt in Fleisch und grünem Blattgemüse.

FOLSÄURE

Die Einnahme von zusätzlicher Folsäure während der Schwangerschaft ist wichtig, da sie die gute, frühe Entwicklung des Babys fördert. Eine Unterversorgung mit Folsäure kann zu Fehlbildungen des Babys führen, etwa dem „offenen Rücken". Die Einnahme von zusätzlicher Folsäure verringert dieses Risiko um 60 bis 70 Prozent.
Es empfiehlt sich daher, mindestens vier Wochen vor der Befruchtung bis mindestens zehn Wochen nach dem letzten Tag der Menstruation Folsäure einzunehmen, etwa 0,4 mg pro Tag. Sie können auch ein Ergänzungsmittel speziell für Schwangere einnehmen, denn es enthält die empfohlene Menge an Folsäure. Dieses können Sie während der gesamten Schwangerschaft einnehmen.

ZINK

Zink ist ein Mineralstoff, der von den Körperzellen benötigt wird und die Insulinbildung fördert. Das ist vor allem im dritten Trimester wichtig. Es ist verantwortlich für ein gut funktionierendes Immunsystem und das Wachstum des Babys. Zink steckt unter anderem in Fleisch und Joghurt.

KALZIUM

Während der Schwangerschaft sorgt Kalzium für einen kräftigen Knochenaufbau des Babys. Zudem ist es gut für die eigenen Knochen. Kalzium trägt außerdem zu einem gesunden Nervensystem und Herzen bei und ist für eine gesunde Muskulatur verantwortlich. Sportliche Aktivität unterstützt den Knochenaufbau und fördert die Speicherung von Kalzium im Körper. Ausreichend Kalzium nehmen Sie auf, wenn Sie Käse, Milch, Joghurt und grünes Gemüse essen.

* wissenschaftliches Beratungsgremium zu Gesundheitsfragen in den Niederlanden.

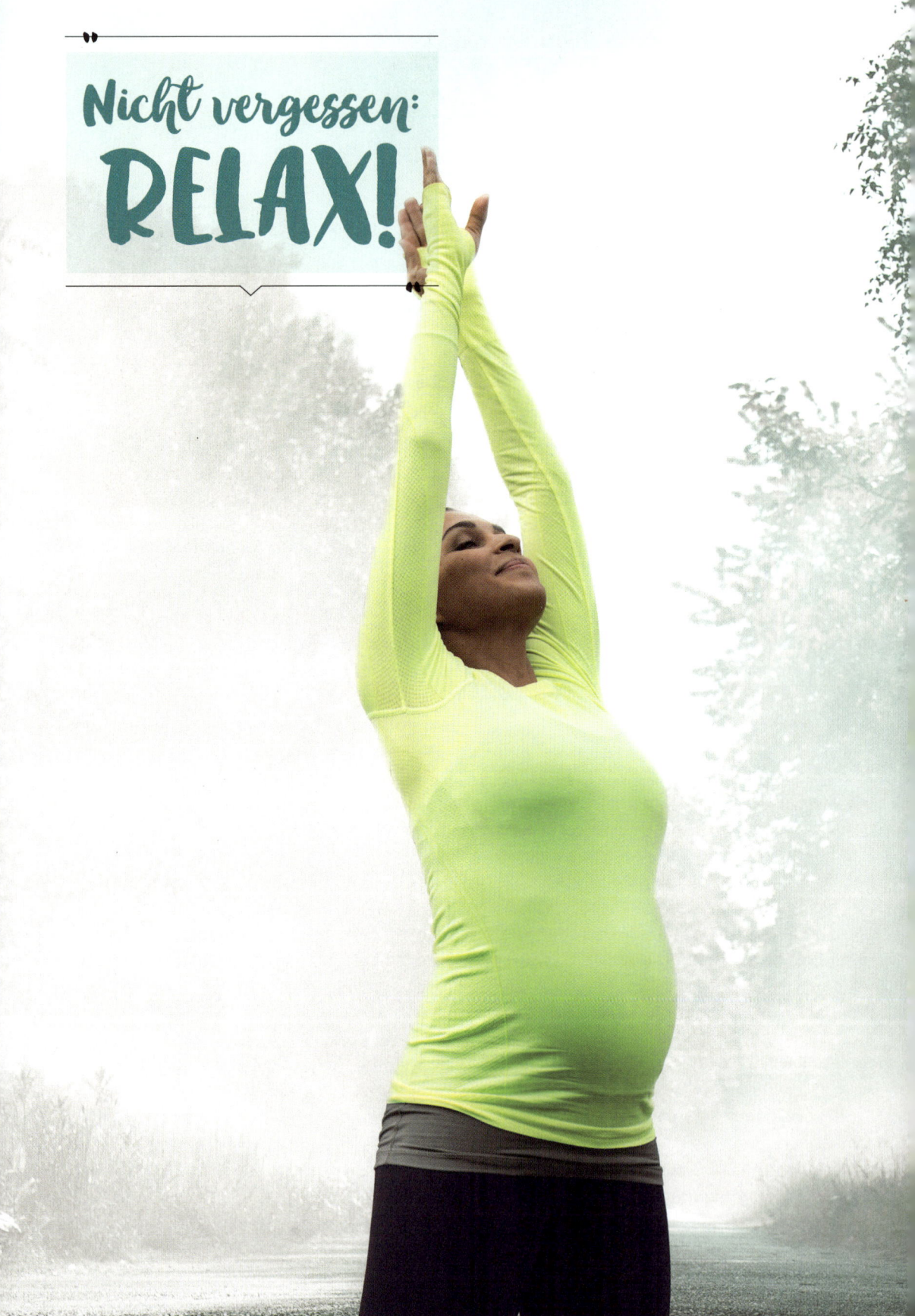

Nicht vergessen:
RELAX!

ENTSPANNUNG IST WICHTIG

Wenn Ihr Energiepegel hoch bleiben soll, dann müssen Sie für ausreichend Entspannung sorgen. Jeder Körper ist anders. In einem Monat haben Sie mehr Energie als in einem anderen, doch darauf haben Sie selbst entscheidenden Einfluss.

Je entspannter Sie sind, desto besser ist das für die Entwicklung Ihres Kindes. In der Schwangerschaft sollten Sie die richtige Balance zwischen Anspannung und Entspannung finden: Das ist manchmal eine ziemliche Herausforderung! Überlegen Sie für sich, wie Sie sich am besten entspannen können, auch wenn es mal stressig wird. Ich gebe Ihnen gern einige Tipps!

SCHLAF ALS ENERGIEQUELLE

Ausreichender Schlaf ist wichtig, um neue Energie zu tanken – er gibt ein entspannendes Gefühl. Wenn Sie sich tagsüber mit Sport fit halten, werden Sie auch besser und tiefer schlafen, da Ihr Körper mit der Regeneration nach sportlicher Aktivität beschäftigt ist. So haben Sie auch tagsüber mehr Energie.

Vor allem wenn Sie viel um die Ohren haben und sich um alles gleichzeitig kümmern müssen, gehen Ihnen so viele Dinge durch den Kopf – meistens zu nächtlicher Stunde. Wenn Sie sich damit herumplagen und besser schlafen möchten, dann sorgen Sie dafür, dass Sie schon früh am Abend in den Entspannungsmodus schalten.

SO KOMMEN SIE LANGSAM ZUR RUHE:

1 Stellen Sie das Telefon frühzeitig stumm und schalten Sie Computer und Fernseher aus.

2 Lassen Sie den Tag (gemeinsam mit Ihrem Partner) Revue passieren.

3 Trinken Sie abends (Kräuter-)Tee statt Kaffee.

4 Schreiben Sie Ihre Gedanken und alles, was Sie noch tun müssen, auf.

5 Nehmen Sie ein warmes Bad oder duschen Sie warm.

6 Lesen Sie vor dem Schlafengehen noch ein entspannendes Buch.

7 Achten Sie darauf, dass das Schlafzimmer Ruhe ausstrahlt.

8 Beginnen Sie eine Stunde vor dem Zubettgehen mit der Entspannung.

9 Auch Sex wirkt äußerst entspannend!

TIPPS und INFO'S

Grundregeln BEIM SPORT

Da Sie schwanger sind, ist es besonders wichtig, beim Sport gut auf Ihren Körper zu hören. Wenn Sie in den kommenden neun Monaten auf eine gesunde und verantwortungsvolle Art und Weise aktiv bleiben wollen, dann sollten Sie die folgenden Grundregeln beachten. Ich empfehle Ihnen, immer nur eine Stunde Sport zu treiben. Erstellen Sie außerdem einen Sportplan, bevor Sie mit Ihrer Hebamme oder Ihrem Gynäkologen sprechen.

TEMPERATUR

Wenn Sie während der Schwangerschaft Sport treiben, sollten Sie darauf achten, dass Ihre Körpertemperatur nicht zu sehr ansteigt. Wenn Sie ausreichend trinken und fit sind, können Sie Ihre Körpertemperatur weitaus wirkungsvoller regulieren und leiden weniger unter Temperaturschwankungen beim Sport. Locker sitzende Sportkleidung und ein kühles Trainingsumfeld, möglichst im Freien, tragen dazu bei, dass die Körpertemperatur nicht zu stark steigt.

FLÜSSIGKEIT

Während und nach dem Sport sollten Sie ausreichend trinken. Durch die gestiegene Blutmenge braucht Ihr Körper mehr Flüssigkeit als sonst. Ich empfehle Ihnen, zusätzlich zu den 1,5 Litern Wasser noch mindestens 2 Gläser Wasser am Tag mehr zu trinken als vor der Schwangerschaft. Beim Sport sollten sie immer genügend Wasser oder ein Sportgetränk dabei haben. Eine gute Richtlinie ist ein Glas Wasser pro 20 Minuten Sport.

HERZSCHLAG

Wie bereits erwähnt, haben verschiedene Studien nachgewiesen, dass intensiver Sport in der Schwangerschaft kein zusätzliches Risiko für Sie und Ihr Baby bedeutet. Die meisten Untersuchungen haben gezeigt, dass die maximale Herzfrequenz zwischen 130 und 145 Herzschlägen pro Minute bleiben muss.

SPRACHTEST

Jüngste Forschungen fanden heraus, dass der „Sprachtest" äußerst wichtig ist. Der Test ist ganz einfach: Wenn Sie beim Sport noch sprechen können, ist alles okay. So können Sie selbst kontrollieren, ob die sportliche Intensität noch im Rahmen ist.

ÜBERSÄUERUNG

Wenn Sie außer Puste sind, dann nähern Sie sich dem Schwellenwert und dem Punkt, an dem die Muskeln sauer werden. Übersäue-

VIEL TRINKEN, GUT ESSEN, MEHR ENERGIE

rung entsteht, wenn Sie mit hoher Herzfrequenz Sport treiben und so lange trainieren, bis die Muskeln schmerzen. Das Abfallprodukt Milchsäure sorgt dann für eine Übersäuerung der Muskeln. Muskelübersäuerung kann zu einer Störung des Hormongleichgewichts führen. Deshalb rate ich Ihnen, während der Schwangerschaft nur maximal 70 Prozent Ihres maximalen Leistungsvermögens abzurufen, um eine Übersäuerung zu verhindern. Wenn Sie erst während der Schwangerschaft anfangen, Sport zu treiben, werden Sie damit mehr Probleme haben, deshalb sollten Sie Ihr Sportprogramm nur langsam aufbauen. Je durchtrainierter die Muskeln oder je durchtrainierter Sie in die Schwangerschaft gestartet sind, desto geringer ist die Gefahr einer Übersäuerung.

ERNÄHRUNG

In der Schwangerschaft nimmt der Stoffwechsel zu und sorgt dafür, dass Zucker schneller verbrennt. Beim Sport brauchen Sie vor allem Kohlenhydrate, denn diese liefern schnell die nötige Energie. Deshalb sollten Sie vor dem Sport immer ausreichend essen. Nach dem Sport gönnen Sie sich dann einen kohlenhydratreichen Snack. Weitere Empfehlungen zur Ernährung während der Schwangerschaft finden Sie auf Seite 50.

MÜDIGKEIT

Da das Baby in seiner Entwicklung und seinem Wachstum ganz von Ihrem Körper abhängig ist, werden Sie beim Sport vielleicht schneller müde. Verausgaben Sie sich nicht zu sehr. An einigen Tagen, an denen Sie sehr aktiv waren, haben Sie vielleicht nicht genug Energie, um noch Sport zu treiben. Verzichten Sie dann auf ein ordentliches Workout und gehen stattdessen 20 Minuten ruhig spazieren oder fahren Sie ein Stück mit dem Rad. Und manchmal brauchen Sie auch nur ein kleines Nickerchen, um neue Kraft zu tanken!

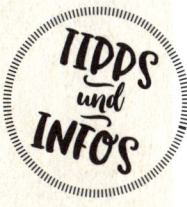

TIPPS und INFOS

GRUNDREGELN AUF EINEN BLICK:

1 Achten Sie darauf, dass Ihre Körpertemperatur während des Sports nicht zu stark steigt.

2 Trinken Sie ausreichend Wasser.

3 Trainieren Sie bis zu maximal 70 Prozent Ihres Leistungsvermögens; die Herzfrequenz sollte 145 Herzschläge pro Minute nicht überschreiten.

4 Kontrollieren Sie die Intensität des Workouts mithilfe des Sprachtests.

5 Vermeiden Sie eine Übersäuerung der Muskeln.

6 Nehmen Sie vor und nach dem Sport einen kohlenhydratreichen Snack zu sich.

7 Verausgaben Sie sich nicht.

NEBEN DEN GRUNDREGELN GIBT ES NOCH ALLGEMEINE SPORTREGELN:

8 Wärmen Sie Ihre Muskeln immer mindestens 5 Minuten vor dem Sport auf, damit das Blut gut zu den Muskeln fließen kann. So beugen Sie Verletzungen vor.

9 Nach dem Sport sollten Sie immer mindestens 5 Minuten Stretching-Übungen machen.

Stretching-Übungen für jedes Trimester finden Sie auf den Seiten 40, 82 und 126.

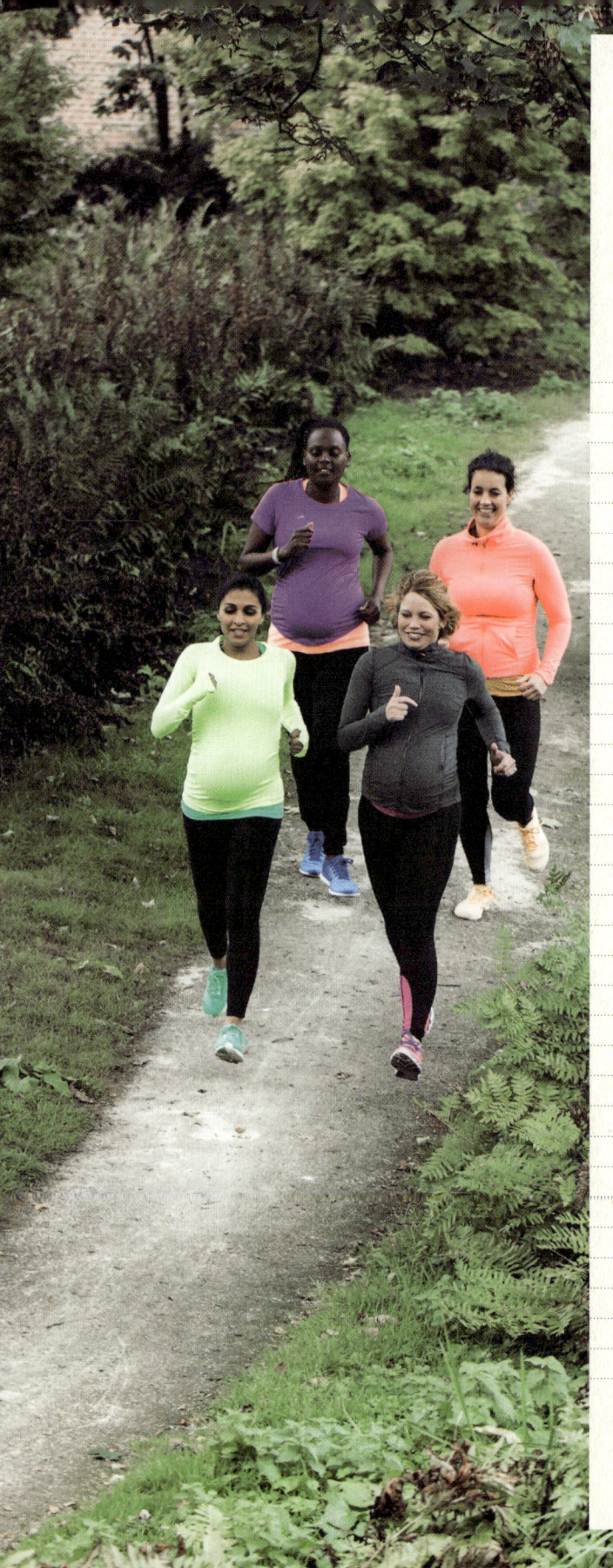

10 Gründe

FÜR SPORT IN DER SCHWANGERSCHAFT

- Sie fühlen sich gesund und fit und haben mehr Energie.

- Sport hat einen positiven Einfluss auf Ihr Kind.

- Ihre Kondition bleibt erhalten und verbessert sich sogar.

- Sie leiden weniger häufig unter Schwangerschafts-beschwerden.

- Sport fördert einen gesun-den Schlaf.

- Sie haben vor, während und nach der Geburt ein besseres Durchhaltevermögen.

- Ihr Körper ist nach der Geburt schneller wieder „ganz der Alte".

- Sport fördert die Entspannung und macht gute Laune.

- Sport zusammen mit anderen Schwangeren ist anregend und führt zu netten Kontakten.

- Er trägt zu einer gesunden Gewichtszunahme bei.

WELCHER SPORT IST AM BESTEN?

Vor allem Sportarten wie Wandern, Walken, Spazierengehen, Schwimmen, Radfahren und eine Kombination aus Kraft- und Cardio-Training sind während der Schwangerschaft empfehlenswert. Wenn Sie möglichst lange bei Ihrem Sport bleiben wollen, dann halten Sie sich nach Möglichkeit an folgende Tipps.

In der Schwangerschaft sind Ihre Gelenke elastischer, sodass Sie sich schneller verletzen können. Sie sollten folglich Drehbewegungen und abrupte Stopps vermeiden. Trainieren Sie möglichst auf einer ebenen Fläche.

Vermeiden Sie ab der 16. Schwangerschaftswoche Sportarten, bei denen etwas gegen Ihren Bauch stoßen kann, bei denen Sie fallen oder Sie mit anderen Menschen zusammenstoßen könnten. Dazu zählen Sportarten wie Tennis, Volleyball, Hockey, Fußball und Eislaufen. Die Erfahrung zeigt, dass hier oftmals Verletzungen auftreten können.

SKIFAHREN

ist zu Beginn der Schwangerschaft kein Problem, vor allem wenn Sie eine erfahrene Skiläuferin sind. Wenn die Schwangerschaft weiter fortschreitet, wird das Risiko, auf den Bauch zu fallen, immer größer. Deshalb sollten Sie vielleicht einen Winter auf eine Reise in den Schnee verzichten.

BERGSTEIGEN

und Abseilen ist in der frühen Schwangerschaft bis zu einer Höhe von 2500 Metern völlig unproblematisch. Weiter oben wird die Luft jedoch zu dünn, was zum Sauerstoffmangel beim Baby führen kann. Wenn Ihr Bauch dicker wird, sollten Sie diesen Sport aufgeben. Das Risiko, dass der Bauch zu fest gegen die Bergwand stößt, ist einfach zu groß.

TAUCHEN UND FALLSCHIRMSPRINGEN

sind in der Schwangerschaft nicht empfehlenswert. Als Schwangere sind Sie äußerst anfällig für Dekompressionsbeschwerden.

WANN SOLLTE MAN AUFHÖREN?

Bei folgenden Symptomen sollten Sie Ihre sportlichen Aktivitäten unterbrechen.

- Bluthochdruck

- Schwindelgefühle

- Plötzlich auftretende Kopfschmerzen

- Übelkeit und/oder Erbrechen

- Wiederholt auftretende Bauchverhärtung

- Vaginaler Blutverlust

Wenn Sie unter Schwindelgefühlen oder Übelkeit leiden, dann mäßigen Sie Ihr Tempo. Intensiver Sport ist vielleicht nicht mehr möglich, doch Muskeltraining und Stretching am Platz können dann eine Alternative sein.

ACHTUNG

Besprechen Sie sich zuerst mit dem Hausarzt, der Hebamme oder dem Gynäkologen, bevor Sie mit einem Sportprogramm beginnen.

Gute Sportkleidung

Wenn Sie Sport betreiben, wollen Sie es sich natürlich so bequem wie möglich machen. Gut sitzende Sportkleidung ist dabei das A und O. Bevor Sie anfangen, möchte ich Ihnen noch einige Tipps für eine gute Sportausrüstung mit auf den Weg geben.

Wenn Sie im Freien Sport treiben, empfehle ich Ihnen eine atmungsaktive Sportkleidung aus Synthetik. Leider wird in dieser Richtung nicht allzu viel für Schwangere angeboten, doch wenn Sie die Teile einfach eine Nummer größer nehmen, ist Ihnen schon mal etwas geholfen. Bei kühlem Wetter sollten Sie mehrere Lagen Sportkleidung übereinander tragen.

SPORT-BH

Da Ihre Brüste nun schwerer werden, ist es wichtig, dass Sie beim Sport einen gut sitzenden Sport-BH tragen, der ausreichend Halt gibt. Wählen Sie einen BH, der in der Schwangerschaft mitwächst, und lassen Sie sich im Fachgeschäft beraten. Tragen Sie eventuell zwei Sport-BHs übereinander!

SCHUHE

Tragen Sie beim Sport Sportschuhe, die Halt geben und den Auftritt dämpfen. Gute Sportschuhe sorgen dafür, dass die Gelenke nicht allzu stark belastet werden, was Verletzungen vorbeugt.

BAUCHBAND

Etwa ab der Mitte der Schwangerschaft kann es hilfreich sein, ein Bauchband zu tragen, um dem Bauch zusätzlich Halt zu geben. Sie entlasten dadurch auch Ihre Gebärmutter, vor allem wenn Sie einen dicken Bauch haben. Zudem wird auch Ihr Kreuz weniger stark belastet.

SCHWIMMKLEIDUNG

Es gibt spezielle Badeanzüge für Schwangere, die Sie bis zum Ende der Schwangerschaft tragen können. Achten Sie darauf, dass Sie mit Ihrem Badeanzug auch Bahnen schwimmen und sich gut darin bewegen können. Wählen Sie ein festes Material von guter Qualität, das bietet den größtmöglichen Halt. Es ist praktisch, wenn ein BH innen in den Badeanzug integriert ist, das sorgt für zusätzlichen Halt. Eine Taucherbrille ist in (Chlor-)Wasser sehr angenehm, sodass Sie sich ganz auf Ihre Bahnen konzentrieren können.

WO SOLLEN SIE EINKAUFEN?

Gute Sportkleidung finden Sie im Sportgeschäft. Lassen Sie sich bei der Auswahl der richtigen Sportschuhe vom Fachmann beraten. Weitere Tipps und Kleidung finden Sie unter: www.mominbalance.com

STRETCHING und KRÄFTIGE MUSKELN

STRETCHING

Stretching hat viele Vorteile: Die Muskeln werden nicht steif, der Körper bleibt beweglicher und die Durchblutung wird verbessert, sodass das Verletzungsrisiko beim Sport sinkt. Es kräftigt den Körper, entspannt die Muskeln und sorgt für mehr Energie. Kurzum: Stretching ist eine gute Ergänzung zu Ihrem Cardio-Workout und zu Ihren muskelstärkenden Übungen. Die Stretching-Übungen zu jedem Trimester finden Sie auf den Seiten 40, 82 und 126.

KRÄFTIGE MUSKELN

Muskelstärkende Übungen kräftigen den Körper. Ihre Koordination und Haltung verbessern sich und Sie werden sich beweglicher fühlen. Zudem steigern Sie Ihre körperliche Kondition und fördern eine gesunde Gewichtszunahme. Sie können dadurch eine bessere Körperhaltung einnehmen, wenn der Bauch weiter wächst. Ihr Körper bleibt in Topform! Auf den Seiten 42, 84 und 128 finden Sie muskelstärkende Übungen für das entsprechende Trimester.

WAS BRINGT STRECHING?

1 Lockere Muskeln und Gelenke

2 Entspannung

3 Energie

4 Schutz vor Verletzungen

WAS BRINGEN MUSKELSTÄRKENDE ÜBUNGEN?

1 Kräftige Muskeln

2 Mehr Kraft

3 Energie

4 Gute Körperhaltung

5 Koordination und Beweglichkeit

> A BABY IS THE HAPPIEST REASON FOR A WORK OUT

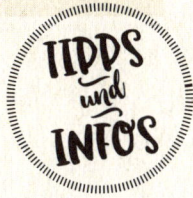
TIPPS und INFO'S

AUFBAU und KONDITION

Mit Cardio-Fitness trainieren Sie Ihre Kondition und Ihre Ausdauer. Die Kondition von Herz und Lunge wird verbessert und das ist gerade in der Schwangerschaft und bei der Geburt von Vorteil. Ein kräftiges Herz ist besser in der Lage, die schwer arbeitenden Muskeln mit frischem Blut zu versorgen. Je mehr Energie und Ausdauer Sie in den kommenden neun Monaten haben – und vor allem beim allerwichtigsten Moment – desto besser für Sie! Die besten Arten, um Ihr Herz für den großen Tag der Entbindung zu trainieren, sind Gehen/Walken, Joggen, Schwimmen und Radfahren. Cardio-Fitness erhöht die Herzfrequenz. Ihr Körper baut dabei Endorphine auf, die Ihnen Glücksgefühle bescheren und zur nötigen Entspannung führen.

WAS BIETET IHNEN CARDIO-FITNESS IN DER SCHWANGERSCHAFT?

1 Mehr Energie
2 Gute Kondition von Herz und Lunge
3 Ausdauer
4 Entspannung und Glücksgefühle

GEHEN

Es muss ja nicht gleich Joggen sein: Gehen ist die einfachste Art, sich zu bewegen. Sie benötigen dafür auch keine spezielle Sportkleidung: gute (Trainings-)Schuhe, leichte Kleidung und schon geht's hinaus ins Freie. Wenn es gut läuft, dann können Sie immer noch zum Joggen übergehen.

JOGGEN

Wenn Sie bereits vor der Schwangerschaft eine (fanatische) Joggerin waren, dann kön- nen Sie auch in der Schwangerschaft weitermachen. Wenn Sie sich gut fühlen, können Sie bis weit in die Schwangerschaft hinein weiter joggen. Orientieren Sie sich am Laufprogramm auf Seite 34, damit Ihre Kondition stabil bleibt. Wenn Bauch und Brüste irgendwann Probleme bereiten, dann wechseln Sie zum Gehen, Radfahren oder Schwimmen. Beim Gehen und Joggen bleibt man fit, doch sollte sich dabei jeder nach seiner eigenen Kondition richten.

TIPPS ZUM GEHEN UND JOGGEN

Eine gute Haltung beim Laufen ist immer wichtig, besonders dann, wenn Sie das Gehen in ein echtes Workout umfunktionieren. Und dann sprechen wir von schnellem Gehen bzw. Walken, also ein ordentlicher Schritt und ein kräftiges Mitschwingen der Arme. Achten Sie beim Gehen/Walken und/oder Joggen auf folgende Punkte:

- Halten Sie den Oberkörper gerade, so als würden Sie an einem Seil nach oben gezogen. So verringert sich der Druck auf Ihr Becken.
- Führen Sie Ihre Arme in einem Winkel von 90 Grad am Oberkörper entlang, und zwar bei der Vorwärts- und Rückwärtsbewegung.
- Atmen Sie gleichmäßig.
- Sorgen Sie dafür, dass Bauch und Beckenboden entspannt sind.
- Tragen Sie einen guten, stützenden Sport-BH.
- Tragen Sie möglichst gute Lauf- oder Wanderschuhe.
- Trinken Sie ausreichend Wasser.

SCHWIMMEN

Wenn Sie gut im Brustschwimmen oder Kraulen sind, dann ist nun der ideale Zeitpunkt gekommen, um ins Schwimmbecken zu springen. Im Wasser wiegen Sie nämlich 90 Prozent weniger als auf dem Trockenen. Beim Schwimmen kräftigen Sie Ihre Muskeln, ohne die Gelenke zu belasten, was gerade jetzt eine große Erleichterung darstellt. Für ein gutes Schwimm-Workout ist die richtige Schwimmhaltung wichtig. Eine professionelle Anleitung in der Schwangerschaft ist also kein überflüssiger Luxus.

TIPPS BEIM SCHWIMMEN

Die folgenden Schwimmregeln werden Ihnen in der Schwangerschaft helfen, sicher und effektiv zu schwimmen:

- Atmen Sie ruhig ein und aus. Nach jedem zweiten Schlag ordentlich Luft holen.
- Möglichst lange Schläge ausführen. Ihr Ziel ist es, weniger als 25 Schläge pro Bahn (in einem 25-Meter-Becken) auszuführen.
- Hören Sie mit dem Schwimmen auf, wenn Sie Schmerzen im Becken verspüren. Wenn Sie sich beim Brustschwimmen unwohl fühlen, dann schwimmen Sie langsamer und halten Sie die Beine dichter zusammen. Ansonsten wählen Sie eine andere Schwimmart.
- Informieren Sie sich über spezielle Schwimmkurse für Schwangere in Ihrer Nähe.

RADFAHREN

Auch in der Schwangerschaft können Sie Rad fahren, sowohl im Freien auf gerader Strecke oder im Haus auf dem Hometrainer. Radfahren ist einfach in den täglichen Tagesablauf zu integrieren. Fahren Sie beispielsweise einige Male pro Woche mit dem Fahrrad statt mit dem Auto zur Arbeit.

Wenn Sie regelmäßig Rad fahren, bleiben Sie fit. Außerdem belastet das Radfahren Ihre Gelenke nicht.

TIPPS BEIM RADFAHREN

Damit Ihre Radtour Spaß macht und Sie sich nicht verletzen:

- Zum Aufwärmen beginnen Sie im langsamen Tempo.
- Treten Sie – wenn Sie ein Rad mit Gangschaltung haben – immer so leicht wie möglich.
- Halten Sie sich aufrecht.
- Sorgen Sie dafür, dass Ihre Sattelhöhe auf Ihre Körpergröße abgestimmt ist.

Oder ... kombinieren Sie die drei Sportarten!

CROSS-TRAINING

Cross-Training bedeutet, dass Sie unterschiedliche Cardio-Aktivitäten miteinander kombinieren. Das schafft Abwechslung und tut Ihnen sehr gut. Wenn Sie unterschiedliche Sportarten ausüben, trainieren Sie immer wieder andere Muskeln. Diese Abwechslung hilft, dass Sie motiviert bleiben und auch weiterhin Sport treiben.

Es ist empfehlenswert, mindestens zweimal die Woche ein halbstündiges Cardio-Workout einzuplanen. Sie können gehen, schwimmen oder an einem Aerobic-Kurs teilnehmen. Achten Sie nur darauf, dass Sie nicht zweimal hintereinander dieselbe Sportart machen. Idealerweise sollte mindestens ein Tag Pause zwischen den Trainingseinheiten liegen. Neben den Cardio-Workouts können Sie auch die Übungen aus diesem Buch einsetzen. Nach jedem Workout immer 5 Minuten Zeit für Dehnübungen einplanen. Erweitern Sie Ihr Trainingsprogramm langsam und bauen Sie Tipps und Übungen aus diesem Buch ein. Auf dieses Sportprogramm können Sie dann zu Recht stolz sein!

Das erste TRIMESTER

Nun, da Sie wissen, dass Sie schwanger sind und sich langsam an diesen Gedanken gewöhnen, haben Sie wahrscheinlich auch schon die ersten Symptome bemerkt. Sie wissen, dass Ihr Bauch bald kräftig wachsen wird, doch Sie werden feststellen, dass auch Ihr gesamter Körper sich verändert. Zusätzliche Müdigkeit, Übelkeit und Gefühlswallungen, hervorgerufen durch die frei werdenden Hormone, können Sie ganz schön durcheinanderbringen. Der Gedanke, Sport zu treiben, ist dann wahrscheinlich nicht gleich Ihr erster Impuls. Dabei können Sie gerade im ersten Trimester Ihrer Schwangerschaft die Grundlage für eine gesunde und fitte Schwangerschaft legen!

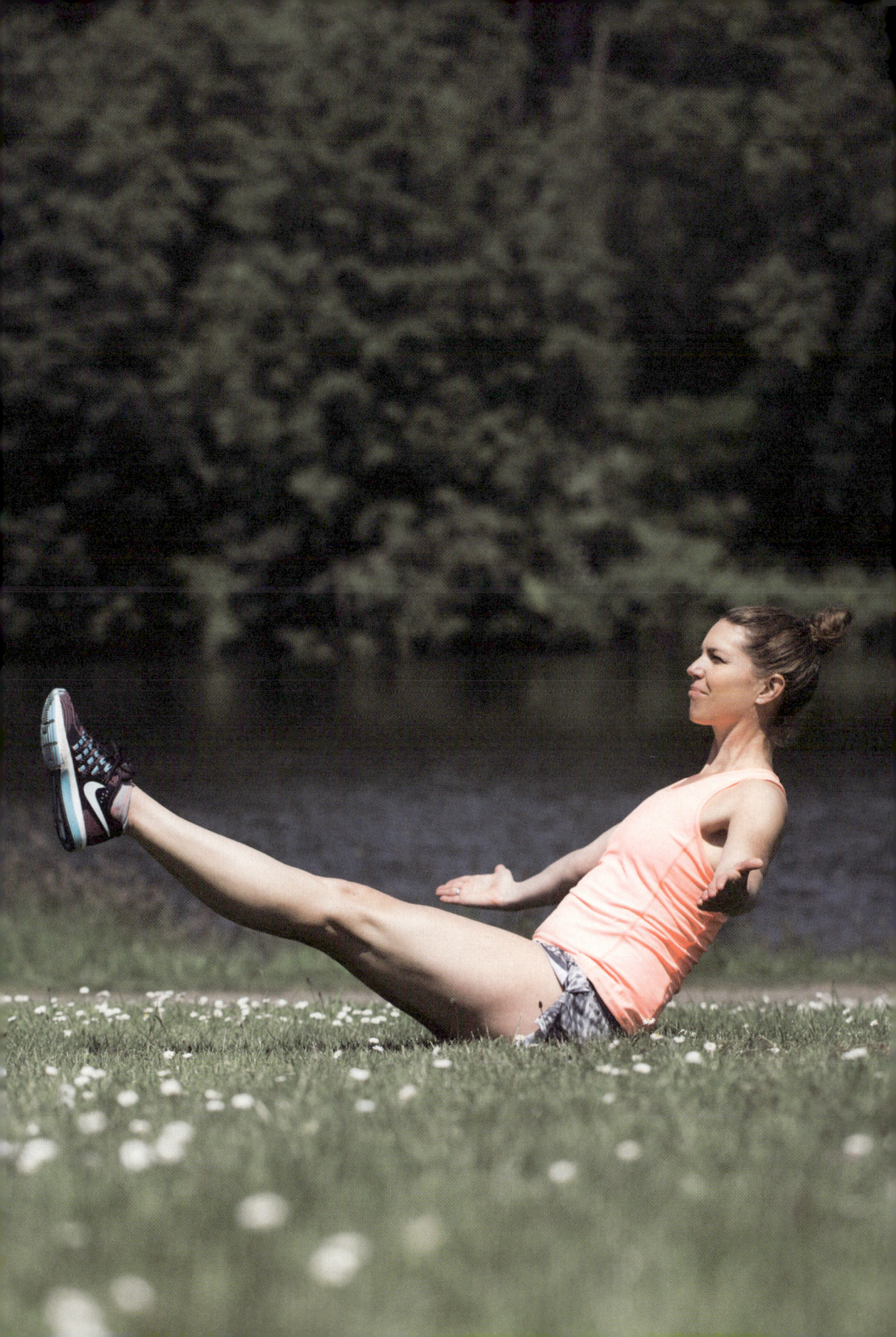

Körperliche Veränderungen

Im ersten Trimester bereitet sich Ihr Körper darauf vor, dem Baby ein gesundes Nest zu bauen. Er verändert sich. Das sind die wichtigsten körperlichen Veränderungen:

ZUNAHME DER BLUTMENGE

Während der Schwangerschaft muss Ihr Blut für zwei (oder mehr) pumpen. Das bedeutet, dass Ihr Körper mehr Blut produzieren muss. Zum Ende der Schwangerschaft hat Ihre Blutmenge um bis zu zwei Liter zugenommen. Ihr Blutkreislauf breitet sich so stark aus, dass Ihr Herz besonders schwer arbeiten muss, um damit Schritt zu halten. Logisch, dass Ihr Herzschlag nun höher ist als vor der Schwangerschaft.

Ihr Köper muss hart arbeiten, sodass Sie beim Sport schneller müde werden oder sich im Kopf etwas benommen fühlen können. Wenn Ihnen schwindlig wird, dann lassen Sie es langsamer angehen und schalten Sie beim Workout einen Gang zurück.

GEWICHTSZUNAHME

Im zweiten Monat der Schwangerschaft zeigen sich auf Ihrer Waage die ersten Extrakilo. Wie viel eine Frau in jedem Trimester zunimmt, ist ganz individuell. So ist es gut möglich, dass Sie in den ersten Monaten überhaupt nicht zunehmen — etwa weil Ihnen ständig übel ist —, aber das kann sich später ändern, wenn Sie sich wieder besser fühlen. Durchschnittlich nimmt eine Schwangere in der gesamten Schwangerschaft etwa 12 Kilo zu, allerdings ist es bei vielen Frauen durchaus mehr. Durch Bewegung und eine gesunde Ernährung können Sie dazu beitragen, dass Ihre Gewichtszunahme sich im Durchschnitt bewegt.

Nach der Geburt verlieren Sie rund fünf Kilo und in der Zeit danach nochmals vier Kilo. Die Kilos, die dann noch übrig bleiben, – ungefähr zwei Kilo – sind Fettreserven für die Stillzeit, doch das ist bei jeder Frau anders.

GRÖSSERE BRÜSTE

In der Schwangerschaft verändern sich Gewicht und Form der Brüste. Die Brüste werden durch die drei folgenden Veränderungen größer:

1 Zunahme der Blutzirkulation im ersten Trimester

2 Zunahme der Zahl der Milchkanäle

3 Vergrößerung der Milchdrüsen, vor allem in den letzten acht Wochen

Diese Veränderungen sind völlig normal. Allerdings können sie Ihr Wohlbefinden bei einigen Sportarten beeinflussen. Ein gut sitzender Sport-BH ist kein überflüssiger Luxus. Achten Sie auf BHs von guter Qualität. Sie können im Fachgeschäft Ihre Cup-Größe messen lassen. Denken Sie jedoch daran, dass sich diese in der Zeit der Schwangerschaft noch verändern kann.

ÖFTER MAL ZUR TOILETTE

Die Schwangerschaftshormone, die wachsende Gebärmutter und die zunehmende Durchblutung der Nieren gehen auch an der Blase nicht spurlos vorüber. So können Sie – vor allem in den ersten Monaten und in der letzten Phase Ihrer Schwangerschaft – das Gefühl verspüren, häufiger zur Toilette zu müssen. Auch wenn das lästig ist, so ist es doch normal. Also versuchen Sie nicht, dies durch eine geringere Flüssigkeitszunahme zu kompensieren.
Beim Sport braucht Ihr Körper sogar noch zusätzliches Wasser: Also trinken Sie ausreichend.

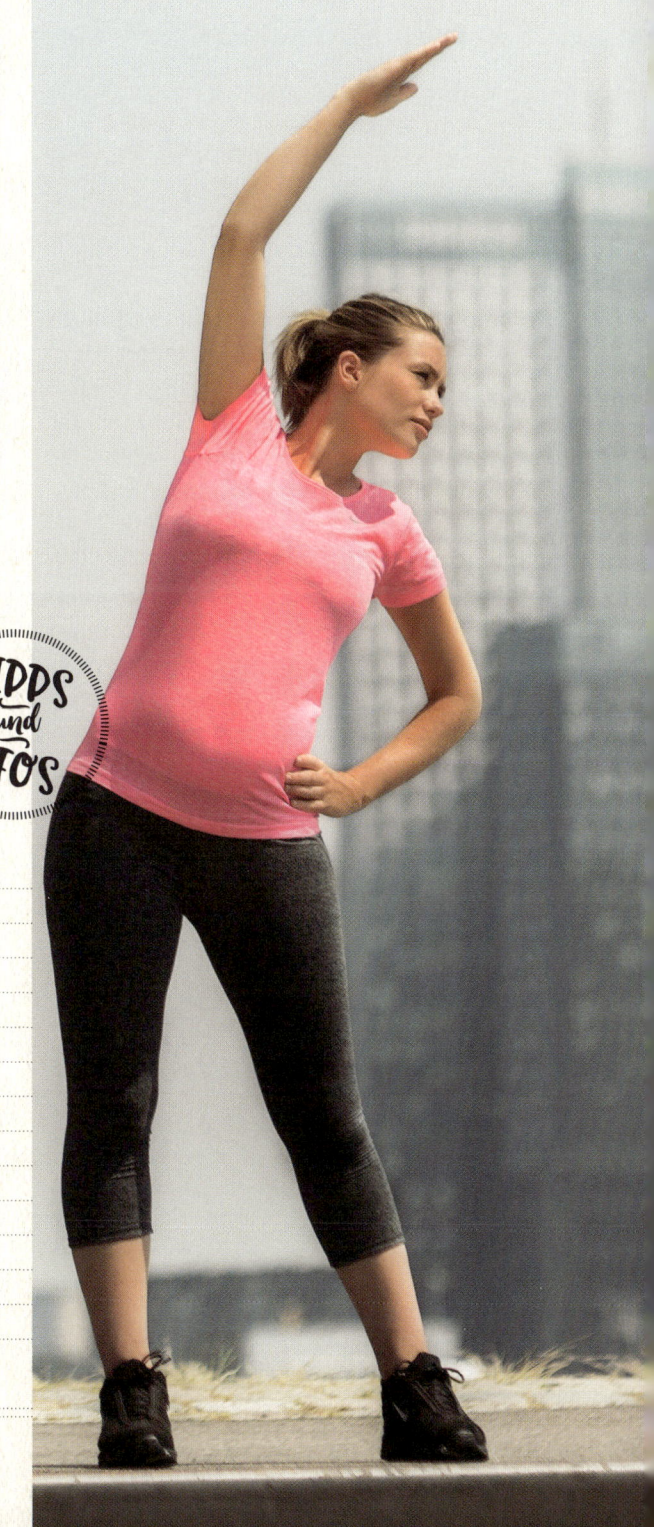

TIPPS und INFO'S

WO STECKEN DIE EXTRA-KILOS?

Baby	3,5 Kilo
Gebärmutter	1 Kilo
Plazenta	0,5 Kilo
Mehr Blut	1,5 Kilo
Brüste	0,5 Kilo
Größere Fettreserven	3 Kilo
Mehr Flüssigkeit	2 Kilo
TOTAL	**12 KILO**

Hormonelle
VERÄNDERUNGEN

Die Schwangerschaftshormone beginnen direkt mit ihrer Arbeit: Sie teilen dem Körper mit, dass sich ein Baby ankündigt. Sie sorgen gleich zu Beginn der Schwangerschaft dafür, dass sich Ihr Körper auf das Baby vorbereitet. Dank der Hormone wächst die Plazenta, um optimale Lebensbedingungen für das Baby zu schaffen. Dieselben Hormone können auch die üblichen Stimmungsschwankungen hervorrufen und Ihnen das Gefühl vermitteln, dass Ihr Gehirn nicht mehr einwandfrei funktioniert. Lästig, aber das geht vorbei!

DIE DREI WICHTIGSTEN HORMONE, DIE DIE SCHWANGERSCHAFT BEEINFLUSSEN:

1 Progesteron

2 Relaxin

3 Östrogen

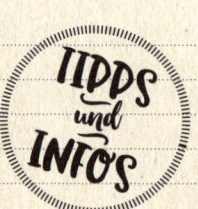

PROGESTERON

Ihr Körper produziert gleich in der ersten Schwangerschaftswoche das Hormon Progesteron. Es sorgt dafür, dass die Gelenke etwas „lockerer" werden und die Gebärmutter ohne Kontraktion wachsen kann.

Das Hormon macht sich auch dann bemerkbar, wenn Sie bei körperlicher Anstrengung schneller außer Puste geraten. In der Schwangerschaft muss Ihr Körper schneller arbeiten, um Kohlenstoffdioxid (CO_2) abzubauen. Das erklärt sich folgendermaßen: Progesteron ist dafür verantwortlich, dass Ihr Atemzentrum – im Gehirn – anfälliger für CO_2 ist. Das führt zu einem höheren Atembedürfnis, und das wiederum zu einem zunehmenden Gefühl von Kurzatmigkeit. Sie müssen sich also keine Sorgen machen, wenn Ihre Kondition plötzlich gen null geht, denn das gehört dazu. Lassen Sie sich keineswegs vom Sport abhalten.

RELAXIN

Relaxin ist wahrscheinlich das wichtigste Hormon, das in der Schwangerschaft Ihre sportliche Aktivität beeinflusst. Dieses Hormon wird bereits früh in der Schwangerschaft produziert – nach der zweiten Schwangerschaftswoche – und bleibt bis etwa vier bis sechs Wochen nach der Geburt aktiv. Es sorgt dafür, dass sich vor allem die Gelenke lockern. So kann der Körper das Baby gut tragen und das Baby kann dann während der Geburt leichter durch den Geburtskanal gleiten.

Außer dem Becken lockern sich auch andere Gelenke. Das vergrößert das Verletzungsrisiko, also hören Sie gut auf Ihren

Körper. Sie sollten möglichst auf geradem Untergrund walken oder joggen, damit Sie sich nicht die Knöchel verstauchen.

ÖSTROGEN

Östrogen ist ein weiteres wichtiges Hormon, das in der Schwangerschaft aktiv ist. Es ist für das Wachstum der Gebärmutter verantwortlich. In der Schwangerschaft nimmt diese an Volumen zu, und zwar bis zu fünf Liter. Östrogen sorgt dafür, dass sich die Brüste auf das Stillen vorbereiten. Die normale Gewichtszunahme findet unter Einfluss des Östrogens statt. Das Hormon hilft auch, die Verteilung des Extrafetts zu steuern, das Sie in der Schwangerschaft an verschiedene Stellen im Körper speichern.

Dear stress, LET'S BREAK UP.

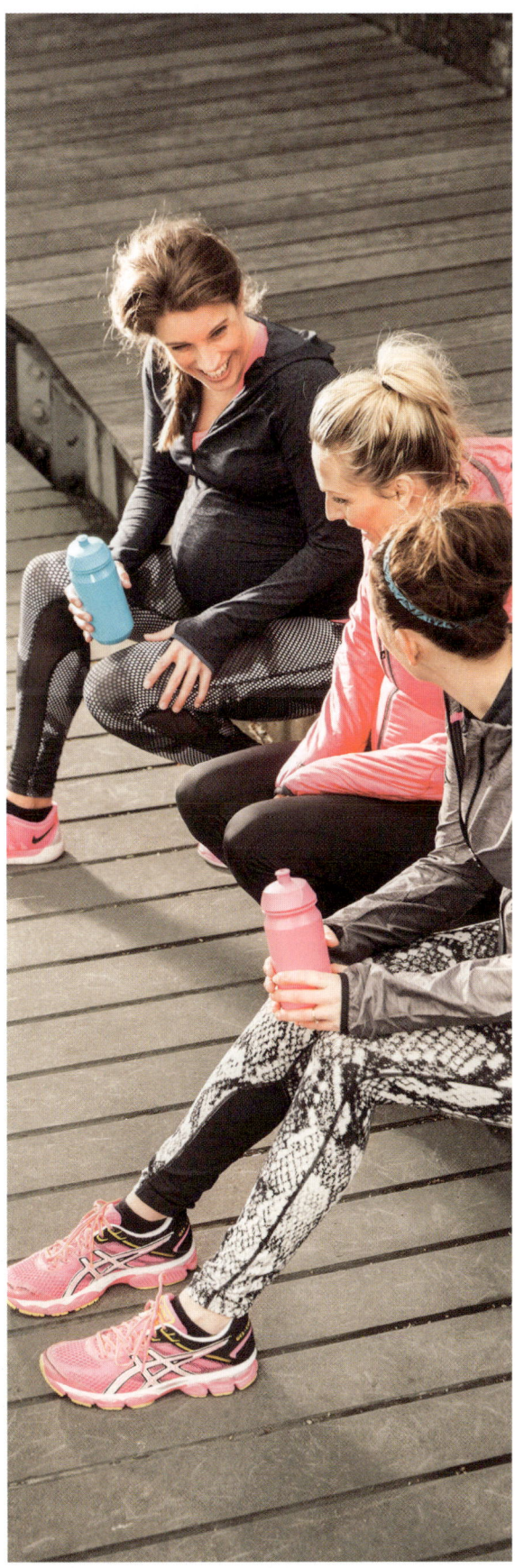

SPORT im ERSTEN TRIMESTER

Auch wenn Sie schon etwas Bauch haben und Ihre Brüste sich anfühlen, als könnte die Milchproduktion im nächsten Moment einsetzen, möchten Sie vielleicht nicht, dass alle bemerken, dass Sie schwanger sind. Doch durch die Hormone, die nun schon aktiv sind, können Sie sich ziemlich schwanger fühlen. Schwangerschaft kann ganz schön verwirrend sein. Der Sport wird Ihnen helfen, die ersten drei Monate etwas besser zu überstehen. Er lenkt ab, fördert Ihre Fitness und geht auch nicht zu Lasten des Babys, denn das schwimmt gut geschützt im Fruchtwasser herum.

Versuchen Sie, direkt von Beginn der Schwangerschaft an (weiter) Sport zu treiben. Stellen Sie einen Aktionsplan auf, der Sie motiviert, sodass Sie gesund und aktiv in die Schwangerschaft starten.

SPORT HILFT WIRKLICH!

„Diese Schwangerschaft verläuft ganz anders als die erste. Trotz Müdigkeit fühle ich mich voller Energie und fit durch die Tipps und Pläne von Mom in Balance. Bei meiner ersten Schwangerschaft hörte ich direkt mit dem Sport auf, fühlte mich unsicher und dachte, dass Ruhe besser sei. Jetzt, da ich Sport treibe, merke ich, dass ich viel mehr kann als gedacht. Ich fühle mich stark und rundum wohl in meiner Haut. Den Anderthalbjährigen muss ich häufig heben und da sind kräftige Muskeln in Kreuz, Bauch und Armen sehr angenehm!"

Marianne, Mutter von zwei Kindern

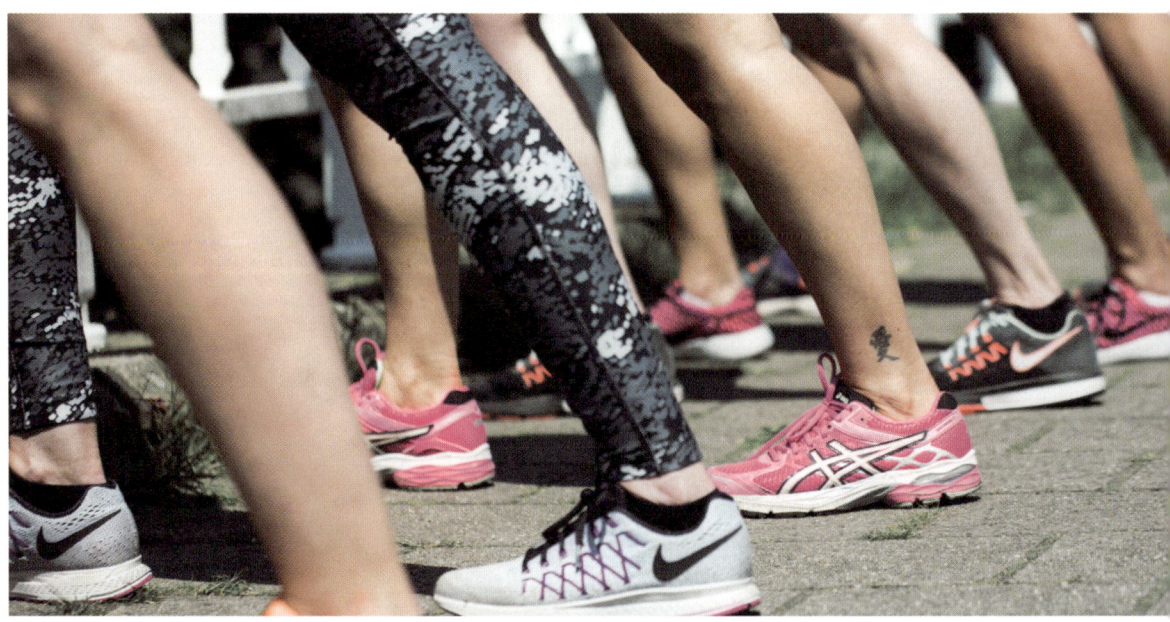

1 Nicht übertreiben. Entscheiden Sie sich besser dreimal pro Woche für 15 Minuten gehen, auch wenn Sie lieber jeden Tag joggen würden. Ein realistischer Plan ist einfacher umzusetzen und alle Extras gibt's gratis dazu.

2 Wechseln Sie die Sportarten ab. Statt einer wöchentlichen Runde durchs Viertel machen Sie zwischendurch mal einen Waldspaziergang. Fahren Sie mit dem Rad zur Arbeit. Versuchen Sie, jede Woche zwei verschiedene Aktivitäten einzuplanen.

3 Belohnen Sie sich. Das hilft wirklich! Belohnen Sie sich am Ende der Woche oder des Monats, wenn Sie alles umgesetzt haben, was Sie geplant hatten. Gehen Sie beispielsweise ins Kino oder gönnen Sie sich eine Schönheitsmaske oder eine Massage. Das motiviert zum Weitermachen.

4 Muten Sie sich nicht zu viel zu. Jeder hat mal eine Woche, in der man nichts geschafft bekommt. Entspannen Sie sich. Sie sind schwanger, also dürfen Sie auch mal nichts tun. Hören Sie gut auf Ihren Körper!

5 Jede Art von Bewegung tut gut. Sie müssen sich nicht jeden Tag stundenlang im Fitnessstudio abrackern. Viel wichtiger ist es, dass Sie etwas mit Freude machen! Wenn Sie beispielsweise einmal pro Woche spazieren gehen und zweimal in der Woche 20 Minuten die Übungen aus diesem Buch machen, dann sind Sie schon auf dem richtigen Weg.

6 Gemeinsam Sport treiben. Suchen Sie sich zum Gehen oder Joggen jemanden, der mitmacht (eine Schwangere): Kontakt mit anderen Schwangeren motiviert. Ich weiß, dass es funktioniert!

7 Ein Abend voller Energie. Vor allem wenn Sie noch immer fünf Tage in der Woche arbeiten und es oft schon acht Uhr ist, bis die Kinder im Bett sind und das Haus aufgeräumt ist, ist es für viele eine Herausforderung, dann noch Sport zu treiben. Setzen Sie sich mit einem Buch entspannt aufs Sofa, aber legen Sie sich nicht hin. Die Verschnaufpause sollte nicht länger als 15 Minuten dauern. Dann starten Sie mit den Übungen oder machen einen kurzen Spaziergang. Anschließend fühlen Sie sich gleich viel energiegeladener.

8 Tragen Sie Sporttermine im Kalender für die einzelnen Trimester ein. Dann vergessen Sie das Workout nicht so schnell und sagen es auch nicht so schnell ab. Der Kalender motiviert und unterstützt Sie darin, an Ihrem Aktionsplan festzuhalten. Wenn Sie durchhalten, fühlen Sie sich gleich viel besser.

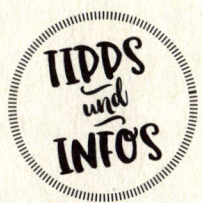

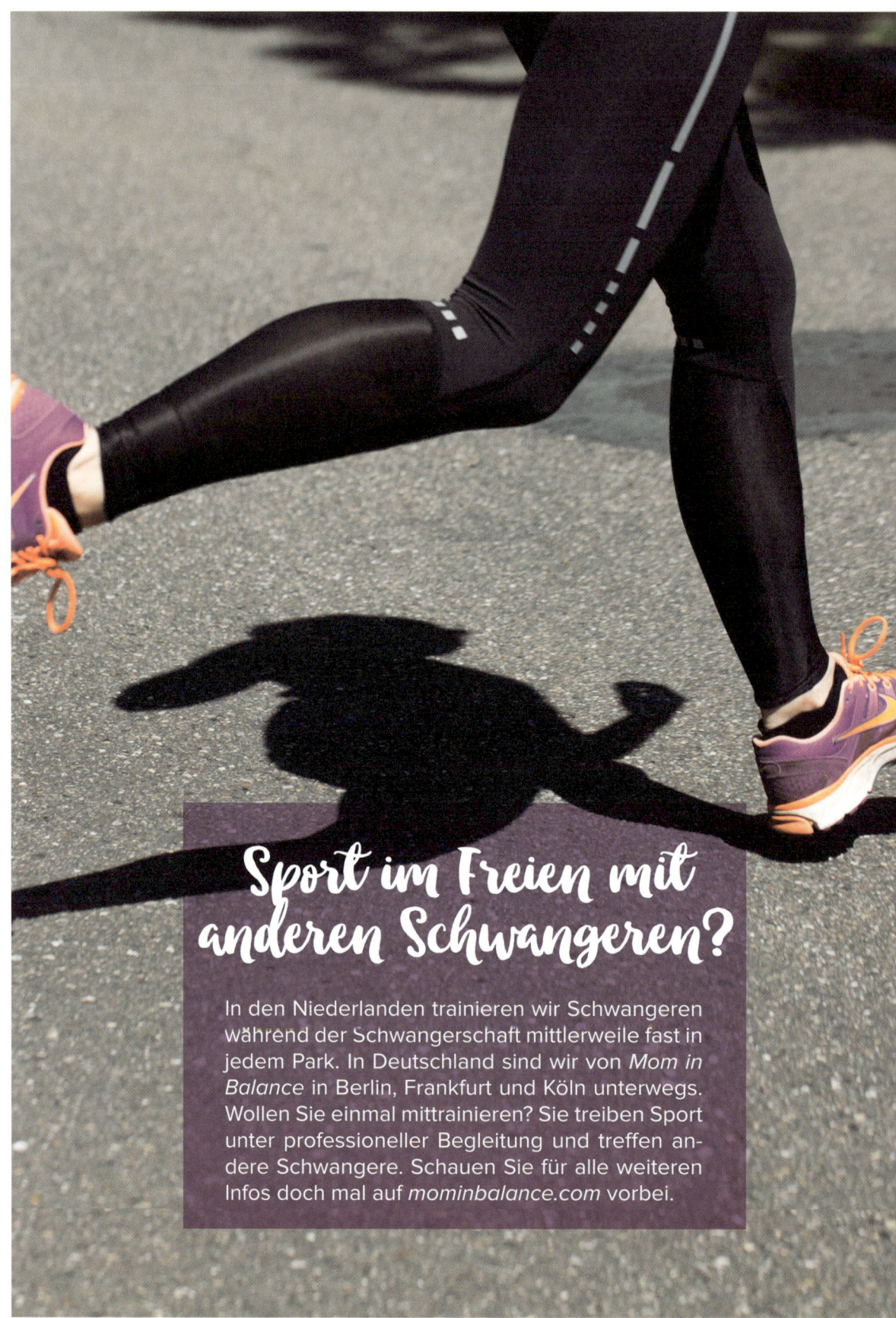

Sport im Freien mit anderen Schwangeren?

In den Niederlanden trainieren wir Schwangeren während der Schwangerschaft mittlerweile fast in jedem Park. In Deutschland sind wir von *Mom in Balance* in Berlin, Frankfurt und Köln unterwegs. Wollen Sie einmal mittrainieren? Sie treiben Sport unter professioneller Begleitung und treffen andere Schwangere. Schauen Sie für alle weiteren Infos doch mal auf *mominbalance.com* vorbei.

Auf die Plätze, fertig, los!
SPORTANFÄNGERINNEN

HIER NUN EINIGE SPORTARTEN FÜR DEN ANFANG:

GEHEN/ WALKEN

Gehen bzw. walken ist eine der besten und einfachsten Möglichkeiten, um nach und nach die sportliche Aktivität auszubauen. Sie können es überall tun und es gibt Ihnen jede Menge Energie. Mithilfe dieses Walking-Workouts können Sie mit langsamem Gehen starten und Ihr Tempo stetig steigern.

WALKING-WORKOUT

Zum Aufwärmen: Gehen Sie 5 Minuten ganz langsam. Dann wechseln Sie 5 Minuten in ein schnelleres Tempo. Sie sollten dabei noch ein normales Gespräch führen können. Das Walken sollte immer mit einem fünfminütigen Abkühlen im langsamen Tempo enden.

Walken Sie dreimal pro Woche eine Viertelstunde nach diesem Muster. Das machen Sie in den ersten drei bis sechs Wochen. Den Plan können Sie weiter ausbauen, indem Sie immer 5 Minuten länger im schnelleren Tempo gehen, bis Sie bei 30 Minuten inklusive Aufwärmen und Abkühlzeit sind.

SCHWIMMEN

Gerade für Schwangere ist Schwimmen der ideale Sport für den Anfang. Suchen Sie sich ein Schwimmbad in Ihrer Nähe und übernehmen Sie das nachfolgende Schwimm-Workout. Sie können sich dann langsam steigern.

SCHWIMM-WORKOUT

Zum Aufwärmen schwimmen Sie immer erst 5 bis 10 Minuten in langsamem Schwimmtempo (in einem 25-Meter-Bad schwimmen Sie zwei bis vier Bahnen). **Bei den ersten drei Schwimmterminen halten Sie sich an folgendes Schema:**

- 2 Bahnen schwimmen, 1 Minute ruhen
- 4 Bahnen schwimmen, 1–3 Minuten ruhen
- 2 Bahnen schwimmen, 1 Minute ruhen
- 4 Bahnen schwimmen, 1–3 Minuten ruhen
- 2 Bahnen langsam schwimmen

Bei diesem Workout schwimmen Sie 16 bis 18 Bahnen (inklusive Aufwärmphase) in etwa 20 Minuten. Wenn Ihnen das Schwimmen leichtfällt, dann können sie einige Bahnen mehr schwimmen. Allerdings sollten Sie es langsam angehen lassen, um nicht so schnell die Motivation zu verlieren und sich nicht völlig auszupowern. **So sieht das Programm für die nächsten drei Schwimmtermine aus:**

- 2 Bahnen schwimmen, 1 Minute ruhen
- 3 Bahnen schwimmen, 1–3 Minuten ruhen
- 4 Bahnen schwimmen, 1–3 Minuten ruhen
- 4 Bahnen schwimmen, 1–3 Minuten ruhen
- 3 Bahnen schwimmen, 1–3 Minuten ruhen
- 2 Bahnen langsam schwimmen

Bei diesem Workout schwimmen Sie 20 bis 22 Bahnen (inklusive Aufwärmphase) in etwa 25 Minuten. Wenn Sie sich gut fühlen, können Sie das Workout jedes Mal um 25 Meter (eine Bahn) ausbauen, bis Sie schließlich maximal 30 Minuten schwimmen.

Auf die Plätze, fertig, los!
GEÜBTE SPORTLERINNEN

Es ist äußerst vorteilhaft, bereits trainiert in die Schwangerschaft zu starten. Sie sind körperlich fit und wissen ganz genau, was Sie sich zumuten können. Sie haben vermutlich mehr Energie als eine Nicht-Sportlerin und haben bereits eine gewisse Sportroutine. Die größte Herausforderung ist wahrscheinlich, dass Sie auch beim Auf und Ab in der Schwangerschaft daran festhalten.

Da Sie es gewohnt sind, Sport zu treiben, kennen Sie den Unterschied zwischen fanatischem Sport, bei dem Sie schnell außer Atem sind, und entspanntem Sport, bei dem Sie noch gut sprechen können. Ich empfehle Ihnen in der Schwangerschaft die entspannte Variante. Wenn Sie normalerweise 5 Kilometer in 30 Minuten laufen, dann werden Sie nun 3 Kilometer in derselben Zeit zurücklegen. Lassen Sie sich dadurch nicht frustrieren. Wenn Sie mit dieser Intensivität weiterhin Sport treiben, dann bleiben Muskeln und Kondition in den kommenden neuen Monaten weiterhin top und Sie finden nach der Geburt schnell wieder zu Ihrem alten Niveau zurück.

JOGGEN ODER WALKEN

Wenn Sie joggen, dann können Sie gern weiterlaufen, solange Sie sich gut fühlen. Ihr Baby stört das nicht. Da Sie nun schneller außer Pust sein werden, können Sie wahrscheinlich nicht mehr so schnell laufen wie vor der Schwangerschaft. Doch das sollte Sie keineswegs entmutigen.

WALKING-/JOGGING-WORKOUT

Gehen Sie zuerst 5 Minuten in langsamem Tempo, um die Muskeln aufzuwärmen. Dann steigern Sie langsam das Tempo bis hin zum Joggen. Wenn Sie merken, dass es zu anstrengend wird, dann gehen Sie wieder.

Wochen 5 bis 13

Joggen Sie zuerst 12 Minuten, dann gehen Sie 3 Minuten, um dann wieder 12 Minuten zu joggen und 3 Minuten zu gehen. Enden Sie mit fünfminütigem Gehen.

SCHWIMMEN

Schwimmen ist für Schwangere eine ideale Sportart. Es hat fast dieselben Vorteile wie eine Runde joggen. Da Sie sich gleichmäßig gegen das Wasser drücken, kräftigen Sie Ihre Muskeln. Zum Vergleich: 1 Kilometer schwimmen entspricht in etwa 4 Kilometer joggen. Wenn Sie also 8 Kilometer in der Stunde laufen, dann können Sie in dieser Zeit auch 2 Kilometer schwimmen. Hierbei verbrennen Sie genauso viel Energie und Kalorien.

SCHWIMM-WORKOUT

Zum Aufwärmen schwimmen Sie zunächst immer 5 bis 10 Minuten in langsamem Tempo (Sie schwimmen dann ungefähr 2 bis 4 Bahnen in einem 25-Meter-Becken). **Bei den ersten drei Schwimmterminen halten Sie sich an folgendes Schema:**

- ◆ 4 Bahnen schwimmen, 1–2 Minuten ruhen
- ◆ 6 Bahnen mit einem Schwimmbrett schwimmen, 1–3 Minuten ruhen
- ◆ 8 Bahnen schwimmen, 1–3 Minuten ruhen
- ◆ 6 Bahnen mit einem Schwimmbrett schwimmen, 1–3 Minuten ruhen
- ◆ 2 Bahnen langsam schwimmen

Bei diesem Workout schwimmen Sie 28 bis 30 Bahnen (inklusive Aufwärmphase) in etwa 25 bis 30 Minuten. Ein komplettes Workout von 28 Bahnen entspricht etwa 700 Metern.

> **BEIM SCHWIMMEN MIT DEM BRETT TRAINIEREN SIE IHRE BEINMUSKULATUR STÄRKER, WENN SIE IHRE ARME NICHT EINSETZEN.**

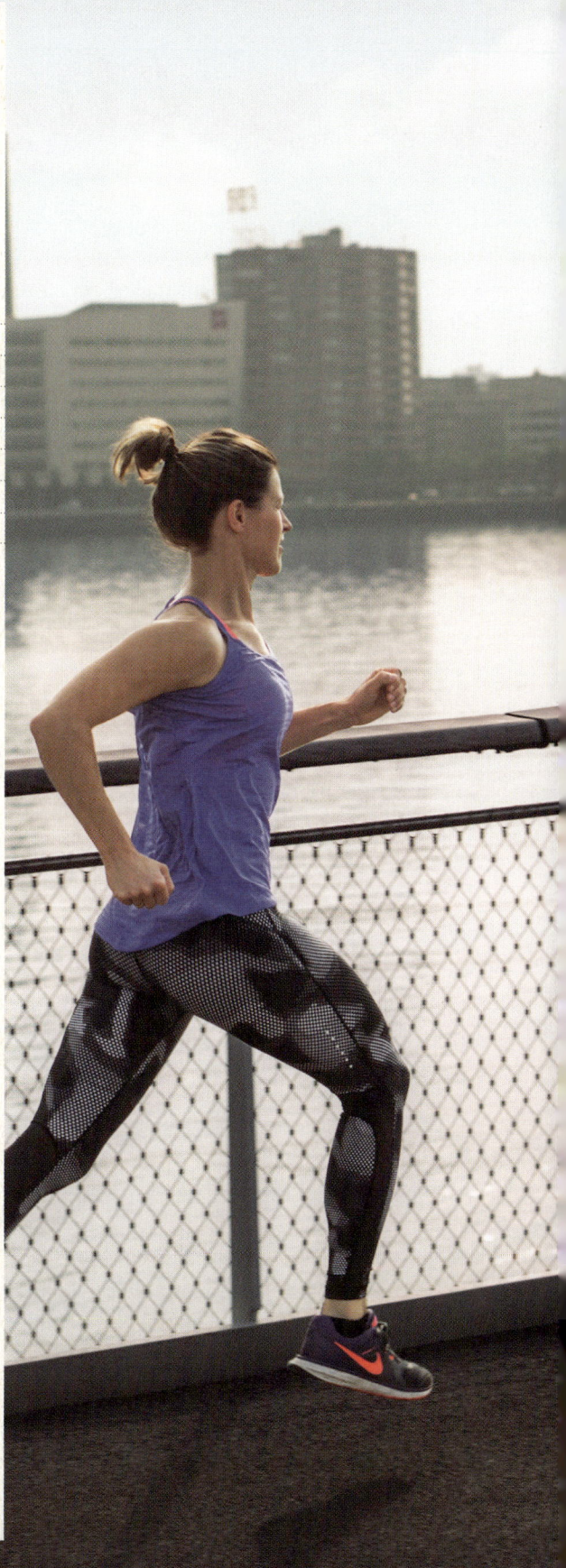

Die richtige Planung

Erstellen Sie nun mithilfe der folgenden drei Schritte Ihren „Fahrplan" für die Schwangerschaft:

SCHRITT 1
BRAINSTORMING
Schreiben Sie auf einem Stück Papier alles auf, was Ihnen einfällt, wenn Sie an Ihre Gesundheit denken.

SCHRITT 2
SETZEN SIE SICH ZIELE
Lesen Sie sich nochmals durch, was Sie aufgeschrieben haben. Was sind für Sie die zwei wichtigsten Gründe, um während der Schwangerschaft fit und energiegeladen zu bleiben? Möchten Sie beispielsweise gern so lange wie möglich weiterarbeiten, wollen Sie Sport treiben, um Ihren Körper gut in Form zu halten oder wollen Sie jede Woche noch genug Energie übrig haben, um einen Abend mit dem Partner oder Freundinnen auszugehen?
Das sind Ihre persönlichen Ziele, die Sie mit dem Sportprogramm von Mom in Balance erreichen können.

SCHRITT 3
ERSTELLEN SIE IHREN EIGENEN AKTIONSPLAN
Ich gebe Ihnen in diesem Buch jede Menge Trainingsanregungen und -übungen mit auf den Weg. Anhand Ihrer Ziele wählen Sie dann Ihr weiteres Vorgehen. Orientieren Sie sich bei den Punkten Ihres Aktionsplans an Ihren Sport- und Ernährungsplänen.

Diese werden Ihnen helfen, sich in den kommenden Monaten topfit zu fühlen. Für jedes Trimester stellen Sie einen neuen Aktionsplan auf. Dabei berücksichtigen Sie Ihre körperlichen Veränderungen und die Workout-Tipps, die ich Ihnen gebe. So können Sie die einzelnen Punkte an Ihren Zustand im jeweiligen Trimester anpassen.

Die von Ihnen aufgestellten Ziele können Sie mit dem Sportprogramm von Mom in Balance erreichen.

Schreiben Sie nun Ihre Ziele auf:

EIN BEISPIEL

Mein wichtigstes Ziel ist es, nach der Geburt schnell wieder so fit wie vorher zu sein.

◆

Ich möchte gern genügend Kraft für die Geburt haben.

◆

Ich möchte diesmal meine Schwangerschaftskilos schnell wieder loswerden.

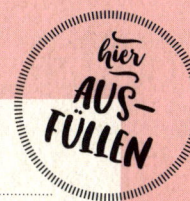

ZIEL # 1

ZIEL # 2

Ihr persönlicher AKTIONSPLAN

hier AUS-FÜLLEN

AKTION # 1

AKTION # 2

AKTION # 3

ERSTES  TRIMESTER

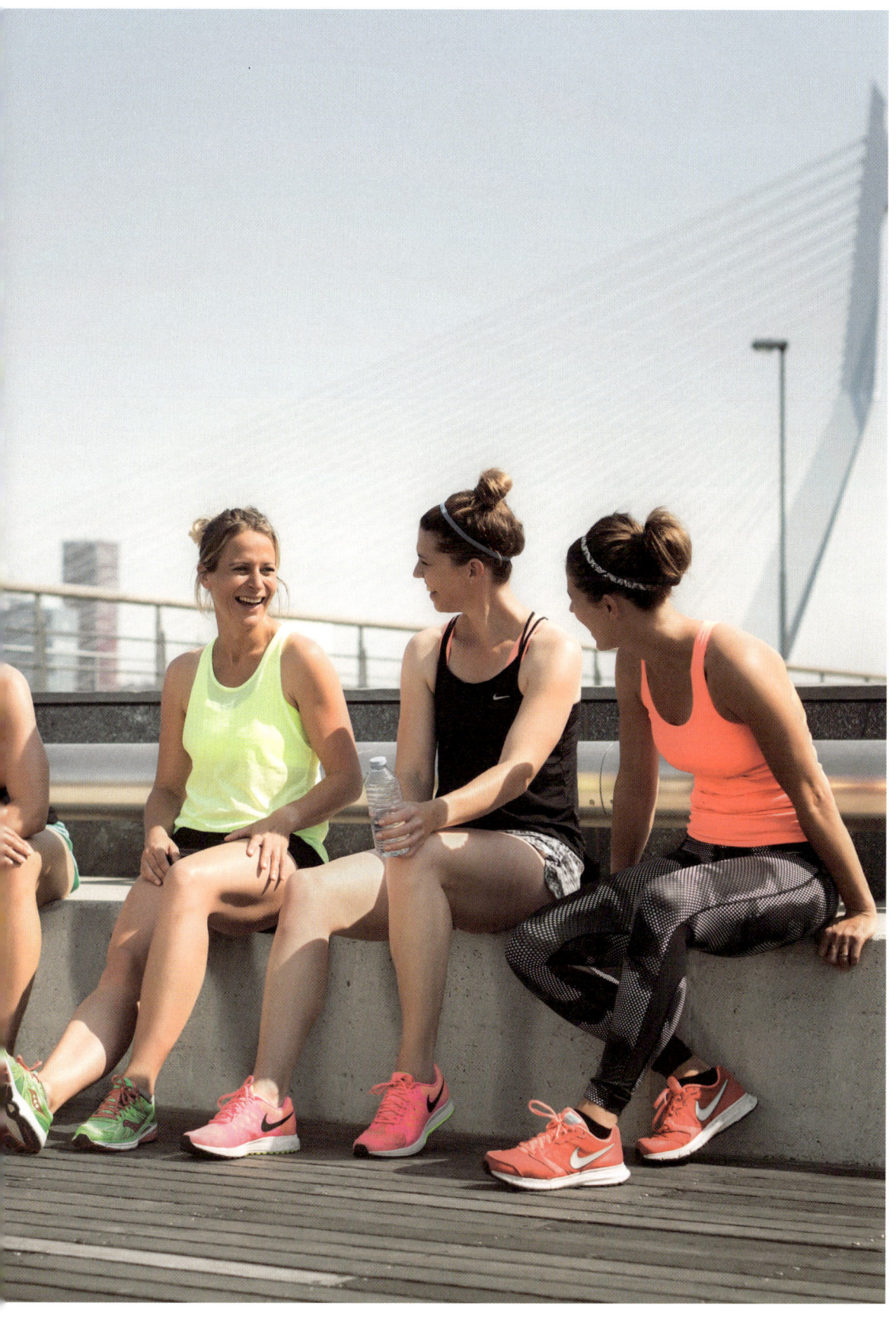

Stretching

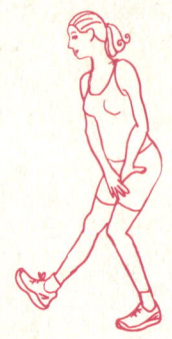

Bevor Sie mit den Dehnübungen beginnen, sollten Sie Ihre Muskeln immer ausreichend aufwärmen. Wie bereits erwähnt, sorgt das Hormon Relaxin dafür, dass sich die Gelenke in der Schwangerschaft lockern. Deshalb ist beim Stretching Vorsicht geboten und Sie müssen darauf achten, dass Sie Ihre Muskeln nicht überdehnen. Versuchen Sie, jedes Workout immer mit Dehnübungen zu beenden, denn das sorgt für die Regeneration von Muskeln und beugt Verletzungen vor. Ich stelle Ihnen verschiedene Stretching-Übungen für Ober- und Unterkörper vor, mit denen Sie im ersten Trimester starten können.

WADEN-STRETCHING

Mit dieser Übung dehnen Sie die Wadenmuskeln und sorgen für eine gute Durchblutung der Waden. Das hilft, wenn Sie Probleme mit Wadenkrämpfen haben!

1 Machen Sie mit dem linken Bein einen Schritt nach hinten und beugen Sie Ihr rechtes Bein. Verlagern Sie Ihr Gewicht auf das rechte Bein.
2 Halten Sie das linke Bein gestreckt und drücken Sie Ihre Ferse fest auf den Boden. Sie spüren die Dehnung in der linken Wade.

Halten Sie die Dehnung 10 Sekunden und wiederholen Sie die Übung mit dem anderen Bein.

HAMSTRING-STRETCHING

Hierbei handelt es sich um die Dehnung der rückseitigen Oberschenkelmuskulatur, die auf der Rückseite des Oberschenkels bis hin zum Po verläuft.

1 Machen Sie mit dem rechten Bein einen Schritt nach vorn und halten Sie dieses gestreckt, während Sie sich mit der Ferse gegen den Boden drücken. Das linke Bein steht auf dem Boden.
2 Verlagern Sie Ihr Gewicht zum linken Bein und beugen Sie das linke Knie.
3 Die Zehen des rechten Fußes sollten nach oben zeigen. Sie spüren die Dehnung in den hinteren Oberschenkelmuskeln Ihres Beines.

Halten Sie die Dehnung 10 Sekunden und wiederholen Sie die Übung mit dem anderen Bein.

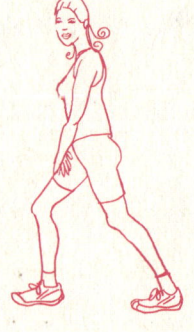

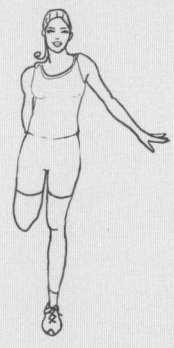

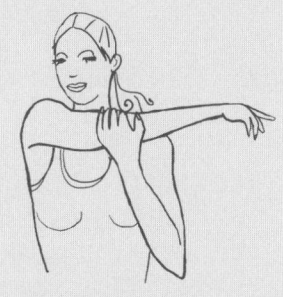

OBERSCHENKEL-STRETCHING

Stützen Sie sich beim Dehnen der Oberschenkel eventuell an einem Stuhl ab.

1 Stellen Sie sich gerade hin, halten
Sie die Knie zusammen und beugen
Sie Ihr rechtes Knie nach hinten.
2 Umfassen Sie mit der rechten
Hand das rechte Fußgelenk und
führen Sie die Ferse gegen den Po.
Sie spüren die Dehnung vorn am
Oberschenkel.

Halten Sie die Dehnung 10 Sekunden und
wiederholen Sie die Übung mit dem anderen Bein.

SCHULTER-STRETCHING

Diese Dehnübung lockert die Schulter und
löst mögliche Verspannungen. Sie können
die Übung im Stehen oder Sitzen ausführen.

1 Umfassen Sie mit der linken Hand
die Rückseite Ihres rechten Arms
zwischen Ellbogen und Schulter.
2 Ziehen Sie den rechten Arm langsam vor der Brust entlang. Halten Sie
die rechte Schulter möglichst nach
unten. Sie spüren die Dehnung an der
Innenseite Ihres rechten Arms und
entlang des rechten Schulterblatts.

Halten Sie die Dehnung 10 Sekunden und
wiederholen Sie die Übung mit dem anderen Arm.

GELOCKERTE MUSKELN, ENTSPANNUNG und Energie

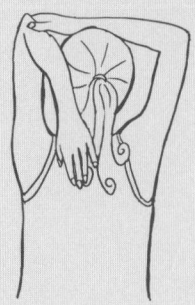

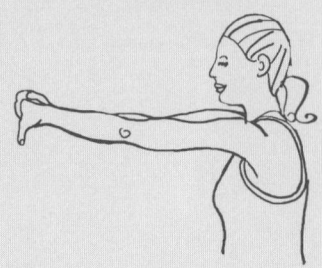

TRIZEPS-STRETCHING

Das Dehnen des Trizeps, der an der Rückseite des Oberarms verläuft, ist gut für die Blutzirkulation. Diese Übung können Sie im Stehen oder Sitzen ausführen.

1 Stellen Sie die Füße hüftbreit auseinander und halten Sie die Knie leicht gebeugt.
2 Heben Sie Ihren linken Arm über den Kopf und beugen Sie den Ellbogen, sodass die Hand im Nacken liegt.
3 Fassen Sie mit der rechten Hand Ihren linken Ellbogen und ziehen Sie Ihren Arm leicht nach rechts. Dadurch sinkt Ihre Hand automatisch weiter zwischen den Schulterblättern nach unten. Strecken Sie Ihr Kinn nach oben, damit es im Nacken nicht spannt.

Halten Sie die Dehnung 10 Sekunden und wiederholen Sie die Übung mit dem anderen Arm.

STRETCHING IM OBEREN RÜCKEN

Das Dehnen der Rückenmuskulatur ist gut zur Lockerung der Muskeln. Wenn Sie unter Anspannung oder Stress leiden, dann ist der Rücken häufig die erste Stelle, an der die Muskeln sich verkrampfen.

1 Stellen Sie die Füße hüftbreit auseinander und halten Sie Ihre Knie leicht gebeugt.
2 Verschränken Sie die Finger, drehen Sie die Handinnenflächen nach vorn und strecken Sie Ihre Arme möglichst weit nach vorn.
3 Entspannen Sie Ihren oberen Rücken, indem Sie ihn in eine entspannte Position sinken lassen.

Halten Sie die Dehnung 10 Sekunden.

KRÄFTIGE MUSKELN
Beine und Po

Mit den folgenden muskelstärkenden Übungen können Sie direkt im ersten Trimester beginnen. Den größten Effekt erzielen Sie, wenn Sie alle Übungen mindestens zweimal pro Woche machen. Es ist wichtig, dass Sie dabei die richtige Grundhaltung annehmen: Die Füße stehen hüftbreit auseinander, die Knie sind leicht zusammengedrückt,

die Schultern sind leicht gesenkt und der Oberkörper ist gerade.

Achten Sie bei den muskelstärkenden Übungen auf Ihre Atmung. Den Atem einzuhalten verstärkt den Druck im Bauch. Tipp: Atmen Sie aus, wenn Sie Kraft einsetzen. Wenn Sie dies schwierig finden, zählen Sie laut mit, dann müssen Sie atmen.

Außerdem empfehle ich Ihnen, die Muskeln aufzuwärmen, bevor Sie mit den Übungen starten. Planen Sie die Übungseinheit nach einem Spaziergang ein oder – wenn Sie zu Hause bleiben – laufen Sie zunächst 5 Minuten kräftig auf der Stelle.

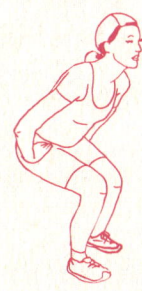

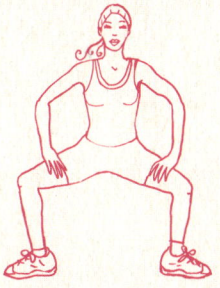

SQUAT

Dies ist eine äußerst effektive Übung, um Bein- und Gesäßmuskeln zu kräftigen. Squats sorgen für einen festen Unterkörper, und den können Sie nun gut gebrauchen.

1 Stellen Sie die Füße hüftbreit auseinander. Stemmen Sie Ihre Hände in die Hüften oder strecken Sie sie gerade nach vorn.
2 Nun beugen Sie die Knie und gehen mit dem Po nach unten, als würden Sie auf einem Stuhl Platz nehmen. Dabei immer geradeaus schauen und so weit nach unten sinken, wie es sich noch angenehm anfühlt. Dabei halten Sie den Oberkörper aufrecht.
3 Drücken Sie sich langsam wieder hoch, während Sie ausatmen, und kommen Sie zurück in die Ausgangsposition.

Diese Übung 10- bis 12-mal wiederholen.

BREITER SQUAT

Mit dem breiten Squat stärken Sie Ihre Gesäßmuskeln und die Oberschenkelmuskulatur an der Schenkelinnenseite: Eine gute Vorbereitung für die Geburt.

1 Stellen Sie die Füßen breiter als hüftbreit auseinander. Stemmen Sie Ihre Hände in die Hüften oder strecken Sie sie nach vorn.
2 Beugen Sie die Knie und gehen mit dem Po nach unten, als würden Sie auf einem Stuhl Platz nehmen. Dabei immer nach vorn schauen und so weit nach unten sinken, wie es sich angenehm anfühlt. Dabei halten Sie den Oberkörper aufrecht.
3 Drücken Sie sich langsam wieder hoch, während Sie ausatmen, und kommen Sie zurück in die Ausgangsposition.

Diese Übung 10- bis 12-mal wiederholen.

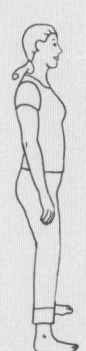

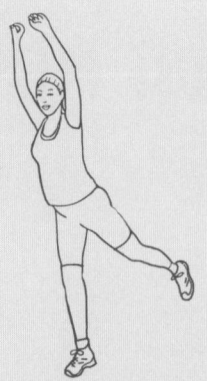

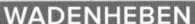

WADENHEBEN

Dies ist eine effektive muskelstärkende Übung für die Waden. Diese Muskeln sind in der Schwangerschaft sehr wichtig, sind aber auch sehr empfindlich. Durch ein gutes Training bleibt die Durchblutung der Waden optimal.

1 Stellen Sie die Füße hüftbreit auseinander.
2 Gehen Sie nun auf die Zehnspitzen und senken Sie dann langsam die Fersen wieder zurück auf den Boden.

Diese Übung 10- bis 12-mal wiederholen.

AUSFALLSCHRITT RÜCKWÄRTS

Mit dieser Übung trainieren Sie vor allem Oberschenkel und Gesäßmuskeln.

1 Stellen Sie die Füße hüftbreit auseinander.
2 Machen Sie mit dem linken Fuß einen Schritt zurück und gehen Sie dann langsam mit dem linken Knie auf den Boden. Dabei bleibt der Oberkörper gerade. Achten Sie darauf, dass die Knie einen 90-Grad-Winkel bilden.
3 Setzen Sie den linken Fuß wieder neben den rechten Fuß und wiederholen Sie die Übung mit dem anderen Bein.

Diese Übung insgesamt 10- bis 12-mal wiederholen, jeweils mit den Beinen im Wechsel.

BEIN HEBEN RÜCKWÄRTS

Mit dieser Übung kräftigen Sie Gesäßmuskeln, Kreuz und Harmstring.

1 Stellen Sie die Füße hüftbreit auseinander.
2 Spannen Sie die Gesäßmuskeln an.
3 Heben Sie Ihr linkes Bein langsam nach hinten, wobei die Gesäßmuskeln angespannt bleiben. Gleichseitig strecken Sie die Arme über dem Kopf.
4 Kommen Sie wieder zurück in die Ausgangsposition und wiederholen Sie die Übung mit dem anderen Bein.

Diese Übung insgesamt 10- bis 12-mal wiederholen, jeweils mit den Beinen im Wechsel.

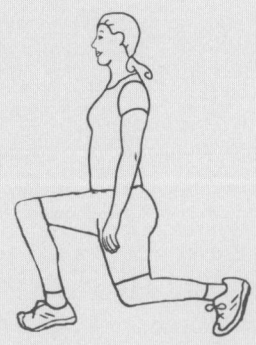

Kräftige Muskeln
OBERKÖRPER

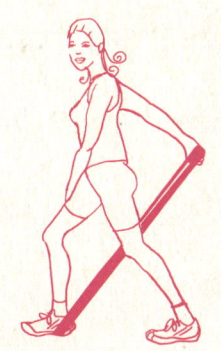

Die meisten Armübungen führen Sie mit einem Widerstandsband (Fitness-Tube) aus. Das ist ein elastisches Band, bei dem Sie Ihren eigenen Körperwiderstand nutzen, um die Muskeln zu kräftigen. Sie können die Übung sowohl leicht als auch kräftig ausführen, je nach Länge des Bandes. Das Widerstandsband wiegt praktisch nichts und kann daher einfach mitgenommen werden, wenn Sie einmal im Freien üben möchten.

TRIZEPSSTOSS RÜCKWÄRTS

Diese Übung hilft gegen „schlaffe Arme" und kräftigt den Trizeps an der Rückseite Ihrer Oberarme.

1 Machen Sie mit dem rechten Fuß einen Schritt nach vorn und legen Sie das Ende des Bandes unter den vorderen Fuß. Ihre Knie sind leicht gebeugt.
2 Greifen Sie nun mit der rechten Hand das andere Ende des Bandes in Hüfthöhe, dabei ist die Handinnenfläche zum Körper gedreht. Ziehen Sie das Band mit dem rechten Arm nach hinten und führen Sie den Arm dann wieder zurück.

Diese Übung mit beiden Armen 10- bis 12-mal wiederholen.

BIZEPS BEUGEN & STRECKEN

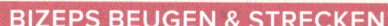

Dies ist ein sehr gute Übung, um den Bizeps, die Vorderseite der Oberarme, zu kräftigen.

1 Stellen Sie sich gerade hin und machen Sie mit dem rechten Fuß einen Schritt nach vorn. Legen Sie das Band in der Mitte unter den Fuß und greifen Sie es mit beiden Händen auf Hüfthöhe.
2 Beugen Sie beide Arme langsam bis auf Schulterhöhe nach oben und drücken Sie Ihren Ellbogen fest gegen den Körper. Die Handinnenflächen zeigen nach oben.
3 Senken Sie langsam wieder die Arme, ohne dabei die Spannung auf dem Band zu verlieren.

Diese Übung 10- bis 12-mal wiederholen.

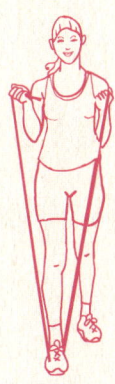

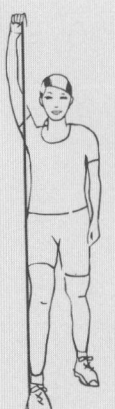

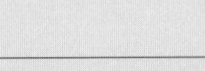

BIZEPS & SCHULTERN

Diese Übung kräftigt Ihren Bizeps und sorgt zudem für schön geformte Schultern.

1 Machen Sie mit dem rechten Fuß einen großen Schritt nach vorn und legen Sie das Ende des Bandes unter Ihren rechten Fuß.

2 Greifen Sie mit der rechten Hand das andere Ende des Bandes. Dabei ist der Daumen nach oben gerichtet. Den gestreckten Arm nach vorn auf Schulterhöhe bewegen.

3 Von dort aus den Arm in eine gerade Linie entlang der Ohren bringen. Diese Position 2 Sekunden halten und dann den Arm wieder auf Schulterhöhe sinken lassen.

Diese Übung 5- bis 6-mal pro Arm wiederholen.

WANDDRÜCKEN

Das Wanddrücken trainiert alle wichtigen Arm- und Brustmuskeln. Eine gute Übung, damit der Oberkörper schön kräftig bleibt.

1 Stellen Sie sich in einem Abstand von einem halben Meter zur Wand auf. Dabei stehen die Füße hüftbreit auseinander und die Knie sind leicht gebeugt.

2 Lehnen Sie sich nach vorn und stützen Sie sich mit den Händen an der Wand ab. Beugen Sie die Ellbogen, sodass Sie mit der Brust die Wand berühren.

3 Spannen Sie die Brustmuskeln an und drücken Sie sich wieder von der Wand ab zurück in die Ausgangsposition.

4 Achten Sie darauf, dass Sie „steif wie ein Brett" bleiben. Dafür muss der Mittelkörper angespannt bleiben.

Diese Übung 5-mal wiederholen, dann 3 Sekunden ruhen und anschließend die Übung weitere 5-mal wiederholen.

RÜCKEN UND ARME

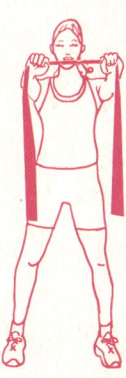

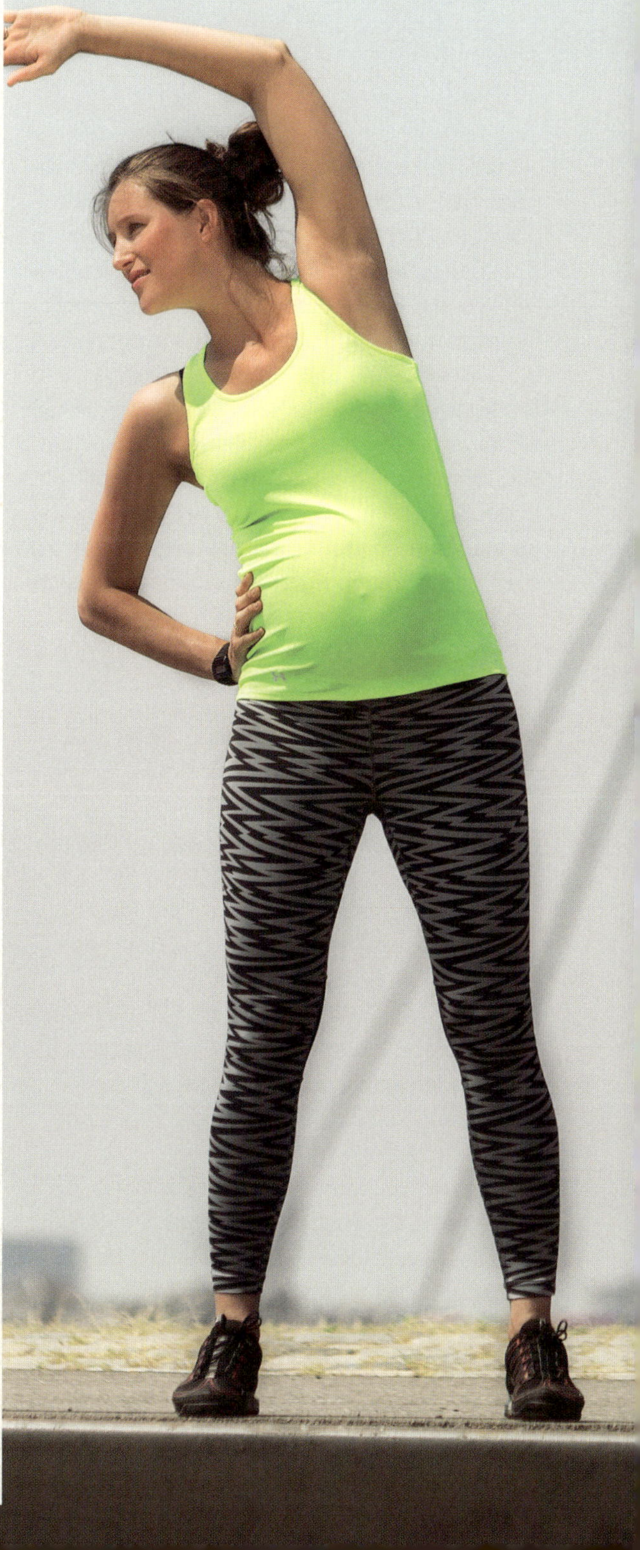

Diese Übung soll die Muskulatur im oberen Rückenbereich und in den Armen kräftigen.

1 Stellen Sie die Füße schulterbreit auseinander. Greifen Sie das Widerstandsband mit gestreckten Armen auf Brusthöhe vor sich. Der Abstand zwischen den Händen sollte etwa 15 cm betragen.
2 Ziehen Sie das Band auseinander, sodass die Schulterblätter zusammengedrückt werden.
3 Die Hände wieder zurück in die Ausgangsposition bringen, ohne die Spannung zu lockern.

Diese Übung 10- bis 12-mal wiederholen.

Widerstandsbänder können Sie in größeren Sportgeschäften oder im Internet kaufen.

KRÄFTIGE MUSKELN
CORE

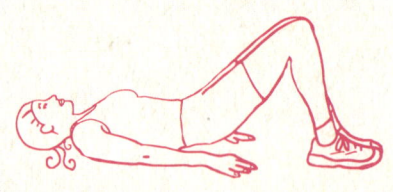

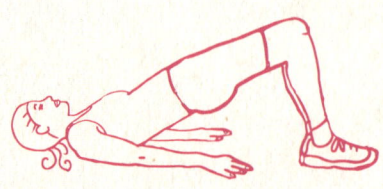

Wir empfehlen Ihnen, während der Schwangerschaft statt nur einzelner Bauchmuskelübungen auch ein funktionelles Core-Training zu absolvieren. Beim Core-Training trainieren Sie die Körpermitte, vor allem die tiefer liegenden Bauchmuskeln, zusammen mit der Muskulatur von Rücken, Gesäß und Beckenboden. Tatsächlich wird bei allen Übungen in diesem Buch der Rumpf trainiert. Das ist sehr gut, denn ein kräftiger Rumpf trägt in der Schwangerschaft dazu bei, das Becken zu stabilisieren, eine gute Haltung einzunehmen und dadurch Rückenschmerzen zu verhindern und zu lindern.

CORE SEITWÄRTS

Diese Übung mit dem Widerstandsband ist für Ihre Rücken- und Bauchmuskeln sehr effektiv.

1 Die Mitte des Bandes um einen Pfosten oder eine Türklinke legen. Stellen Sie sich nun mit der rechten Schulter zum Pfosten/zur Tür hin auf. Greifen Sie die Enden des Bandes mit beiden Händen.
2 Strecken Sie Ihre Arme auf Schulterhöhe aus. Drehen Sie den Rumpf mit ausgestreckten Armen kurz nach links. Die Drehung kommt aus den Rumpfmuskeln und ist darum sehr kurz.
3 Drehen Sie sich nun langsam, ohne die Arme sinken zu lassen, zurück in die Ausgangsposition. Achten Sie auf Ihre Atmung und halten Sie die Hüften still.

Das Band zuerst 8-mal nach links und dann 8-mal nach rechts ziehen.

HÜFTE ANHEBEN

Mit dieser Übung kräftigen Sie Ihre Körpermitte und vor allem die Gesäßmuskeln.

1 Legen Sie sich auf den Rücken. Die Knie sind angewinkelt und die Füße stehen auf dem Boden.
2 Die Hüften nun so weit wie möglich anheben und den Po dabei anspannen.
3 Den Po langsam wieder sinken lassen.

Diese Übung 10- bis 12-mal wiederholen.

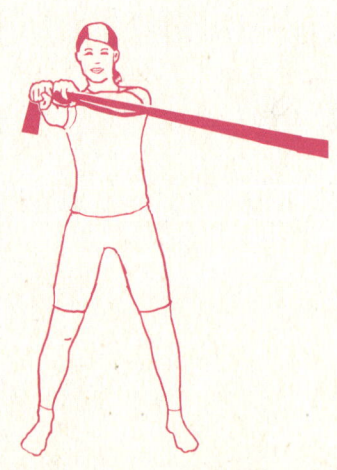

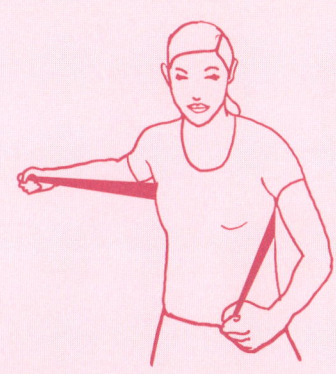

BOXEN

Mit diesen Boxübungen trainieren Sie Ihre Bauchmuskeln und kräftigen Ihre Taille.

1 Stellen Sie die Füße hüftbreit auseinander und beugen Sie Ihre Knie leicht. Das Widerstandsband führen Sie hinter dem Rücken entlang nach vorn unter den Achseln zur Brust. Die Enden greifen Sie mit Ihren Händen.

2 Die Fäuste halten Sie vor die Brust und stoßen sie abwechselnd nach vorn. Dabei drehen Sie die Schultern etwas ein, doch achten Sie darauf, dass die Hüften nicht bewegt werden.

3 Diese Bewegung 15 Sekunden ausführen. Achten Sie auf Ihre Atmung: Gleichmäßig weiteratmen!

Diese Übung 2-mal wiederholen.

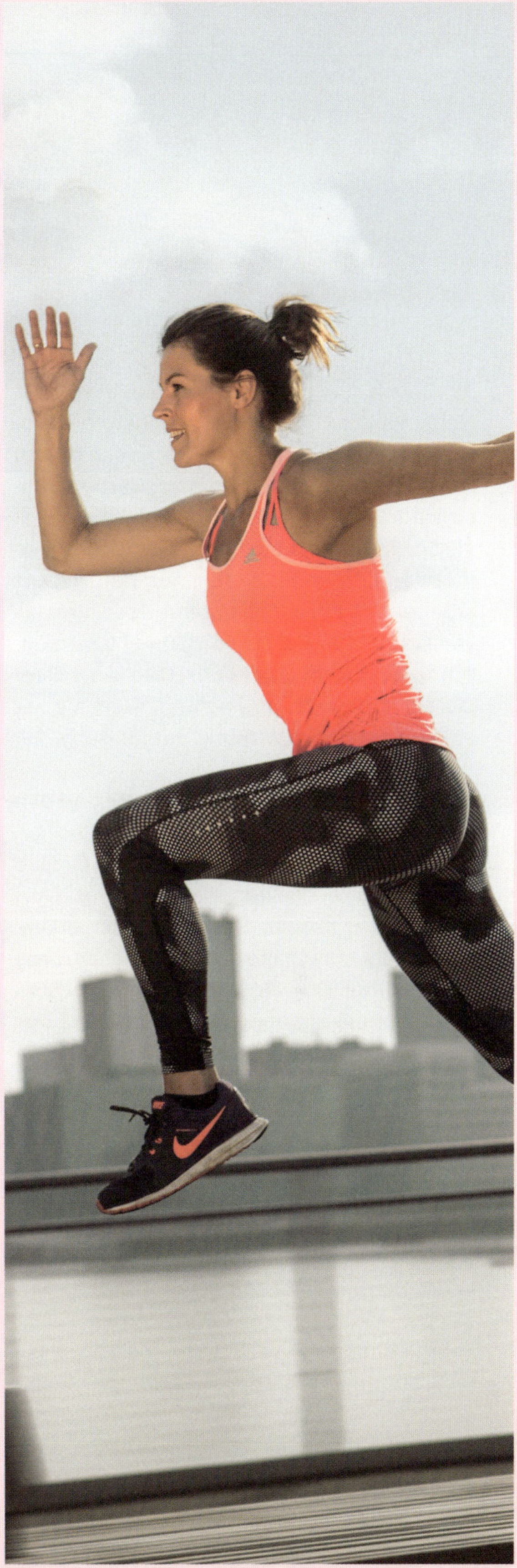

Ernährung im ersten Trimester

Ihr Bauch wächst! Sie müssen allerdings nicht weiter über das Wachstum Ihrer Plazenta nachdenken: Alles wächst von selbst und folgt damit dem großartigen natürlichen Plan der Natur. Doch gleichwohl ist die Schwangerschaft eine größere Strapaze für Ihren Körper. Es ist also gut, den schwer arbeitenden Körper zu unterstützen, um das Wachstum des Babys so optimal wie möglich zu gestalten. Das können Sie tun, indem Sie auf Ihre Ernährung achten, denn sie hat eine unmittelbare Wirkung auf Ihr Baby.

Ihr Baby erhält sämtliche Nährstoffe und den Sauerstoff durch die Nabelschnur. Eine gesunde Plazenta ist darum das A und O. Eine gesunde und ausgewogene Ernährung liefert hierzu einen großen Beitrag. Verschiedene Untersuchungen haben nachgewiesen, dass während der Schwangerschaft eine gesunde Ernährung einen positiven Effekt auf das Baby hat. Außerdem sorgen Sie mit einer ausgewogenen Ernährung natürlich auch dafür, dass Sie selbst gesund und energiegeladen bleiben!

NÄHRSTOFFE

In der Schwangerschaft steigt – durch alle Wachstumsprozesse in Ihrem Körper – der Energiebedarf. Viele Frauen merken das recht schnell und haben folglich einen größeren Appetit. Während der Schwangerschaft neigt man schnell dazu, sich das ein oder andere Extra zu gönnen. Diesem Verlangen dürfen Sie natürlich hin und wieder nachgeben, doch wenn Sie der Hunger überkommt, dann versuchen Sie, möglichst nur Gesundes zu essen.

Die Qualität von Essen und Trinken ist wichtiger als die Menge. Der Satz „Wer schwanger ist, muss für zwei essen und trinken" ist längst überholt. Wenn Sie in der Schwangerschaft aktiv Sport treiben, können Sie etwas zusätzliche Energie gut gebrauchen und müssen sicherlich etwas mehr essen als vorher. Aber bitte essen Sie nicht „für zwei"! Kohlenhydrate und Fette geben die nötige Energie und Eiweiße sorgen für den ausreichenden Zellaufbau im Körper. Nachfolgend finden Sie alles noch einmal ausführlich erklärt.

KOHLENHYDRATE

Kohlenhydrate liefern in der Schwangerschaft die nötige Energie für Sie und Ihr Baby. Sie werden als Glykogen in den Muskeln und in der Leber gespeichert. Im ersten Trimester muss Ihr Körper schwer arbeiten und Sie verbrennen verhältnismäßig mehr Kohlenhydrate. Das kann dazu führen, dass Sie weniger Energie verspüren und schneller ermüden. Wenn Sie sich dem zweiten Trimester nähern, wird Ihr Energiespiegel wieder etwas höher liegen. Die folgenden Produkte sorgen dafür, dass Sie ausreichend Kohlenhydrate zu sich nehmen: Vollkornbrot und andere Vollkornprodukte, Vollkornreis, Bohnen, Obst und Gemüse.

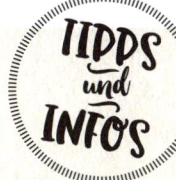
1 Beim Sport verbrennt der Körper Kohlenhydrate aus dem Glykogenvorrat. Wenn Sie Sport treiben, ist es wichtig, dass Sie anschließend schnell Kohlenhydrate zu sich nehmen.

2 Nach dem Sport empfiehlt es sich, den Kohlenhydratvorrat innerhalb von zwei Stunden wieder aufzufüllen, denn dann geht es am schnellsten.

FETTE

In der Schwangerschaft sind gute Fette für die nötige Energie unentbehrlich. Sie bauen unter anderem die Reservefettschichten auf, die Sie später zum Stillen unbedingt brauchen. Zudem kurbeln gute Fette die Hormonproduktion an.

Derzeit wird viel über die essenziellen Fettsäuren, oder auch Omega-Fettsäuren, geredet. Diese notwendigen Fettsäuren kann unser Körper nicht selbst produzieren und sie müssen folglich über die Nahrung aufgenommen werden. In der Nahrung steckt eine große Menge an Omega-6-Fettsäuren, doch Omega-3-Fettsäuren werden vor allem über den Verzehr von fettem Fisch aufgenommen.

Omega-3-Fettsäuren spielen bei der Entwicklung des Gehirns und der Augen eine wichtige Rolle und sind daher auch in der Schwangerschaft sehr wichtig. Daher auch die Empfehlung vom niederländischen Gesundheitsrat: Essen Sie mindestens einmal pro Woche Fisch, und zwar möglichst einen fetten Fisch wie Makrele, Hering, Aal oder aber Meeresfrüchte.

MINDESTENS EINMAL PRO WOCHE SOLLTE FISCH AUF IHREM SPEISEPLAN STEHEN!

1 Essen Sie vakuumverpackten Fisch wie Räucherlachs niemals kalt, sondern erwärmen Sie ihn etwas. Dieser Fisch ist lange haltbar und so bekommen Listeriabakterien die Gelegenheit, sich schnell zu vermehren. Durch das Erwärmen werden diese Bakterien abgetötet.

2 Salzigen Hering können Sie bedenkenlos essen. Dieser Hering hat eine so kurze Lagerzeit, dass Bakterien sich praktisch kaum entwickeln können.

3 Essen Sie möglichst keine Raubfische wie Königsmakrele, Hai, Schwertfisch, Zander und frischen Thunfisch. Sie können mit Schwermetallen wie Zink belastet sein.

4 Empfehlenswert ist ein Vorrat an Fischkonserven: Der Fisch ist lecker, lange haltbar und in verschiedenen Gerichten schnell verarbeitet. Er ist auch gut für Salate geeignet. Einfach, lecker und gesund.

ALTERNATIVEN

Sie mögen nicht so gern Fisch oder sind Vegetarierin? Dann sind Fischölkapseln mit Omega-3-Fettsäuren eine gute Alternative. Nehmen Sie als Vegetarier auch kein Fischöl zu sich? Dann empfiehlt sich der tägliche Gebrauch von Leinöl in Kombination mit Algenöl, um ausreichend essenzielle Fettsäuren aufzunehmen, denn diese sind reich an Omega-3-Fettsäuren.

EXTRAKALORIEN

Im ersten Trimester brauchen Sie ungefähr 135 Kilokalorien zusätzlich am Tag. Das entspricht einem Vollkornbrot mit Butter und Apfelsirup.

EIWEISSZUFUHR

Für das Wachstum des ungeborenen Kindes ist die Zufuhr von Eiweißen in der Schwangerschaft sehr wichtig. Eiweiße unterstützen die Bildung von Gewebezellen, bestimmten Hormonen und Blutzellen, und genau das ist für das Wachstum der Plazenta und des Babys von großer Bedeutung. Im Laufe der Schwangerschaft steigt der Energie- und Eiweißbedarf an. Im dritten Trimester benötigt das Baby mehr Eiweiß für das Wachstum und die Entwicklung des Gehirns, sodass der Eiweißbedarf dann sogar noch höher liegen wird. Eine nicht schwangere Frau benötigt am Tag durchschnittlich 1 Gramm Eiweiß pro Kilogramm Körpergewicht. In der Schwangerschaft oder während des Stillens steigt der tägliche Eiweißbedarf auf 1,5 Gramm Eiweiß pro Kilogramm Körpergewicht. Ein Ei enthält etwa 7 Gamm Eiweiß, 100 g Hähnchenfilet etwa 30 Gramm. Achten Sie darauf, dass Sie über den Tag verteilt eiweißreiche Lebensmittel wie beispielsweise Quark, Hähnchen, Fisch, Pute, Ei, Reis, Getreideprodukte, Sojabohnen, Kartoffeln, Hülsenfrüchte und Nüsse in Ihre Mahlzeiten integrieren.

TIPPS & INFOS ZU EIWEISSEN

1 Zusätzlicher Vorteil von Eiweißen: Sie machen satt, sodass Sie nach einer Mahlzeit mit Eiweiß nicht so schnell wieder Hunger verspüren.

2 Essen Sie während der Schwangerschaft täglich 300–450 ml Milch(-produkte), 1–2 Scheiben Käse, 100 g Fleisch und 1–2 Scheiben Wurstwaren. Sollten Sie diese Mengen nicht schaffen, aus welchem Grund auch immer, dann versuchen Sie, die nötigen Eiweiße über andere Lebensmittel aufzunehmen.

WASSER

Wasser ist der wichtigste Baustoff unseres Körpers. Wir bestehen zu 55 bis 60 Prozent aus Wasser. Es sitzt sowohl in den Zellen als auch im Blut und fungiert als Transportmittel für Nährstoffe und Abfallprodukte in der Blutbahn. Während der Schwangerschaft ist es wichtig, dass Sie ausreichend Flüssigkeit zu sich nehmen. Flüssigkeit unterstützt unter anderem die konstante Bildung von neuem Gewebe und ist wichtig für eine gute Darmfunktion. Jeden Tag verliert der Körper durchschnittlich 2,5 Liter Wasser durch Urin, Stuhlgang, Schweiß, Tränen und Atmung. Ein Ausgleich ist also dringend nötig, um den Wasserhaushalt im Gleichgewicht zu halten.

TIPPS FÜR AUSREICHEND FLÜSSIGKEITSAUFNAHME:

1 Stellen Sie sich eine Karaffe mit Wasser sichtbar hin, damit Sie daran erinnert werden, genug zu trinken.

2 Versuchen Sie, zu jeder Mahlzeit und bei jedem kleinen Imbiss auch ein Glas Wasser zu trinken.

3 Variieren Sie Ihre Getränke.

4 Beginnen Sie jeden Tag mit einem Glas frisch gepressten Orangensaft: herrlich gesund und voller Vitamine und Ballaststoffe. Trinken Sie jedoch nicht zu viel frisch gepressten Saft am Tag. Essen Sie lieber die ganze Frucht und trinken Sie ein Glas Wasser dazu.

5 Trinken Sie frischen Minztee: einfach zubereitet und gesund.

6 Trinken Sie selbstgemachten Eistee, frischen Früchtetee oder Kräutertee, mit Honig gesüßt und mit Eiswürfeln oder Crushed Ice serviert.

TIPPS und INFOS

Das essen Sie VOR dem Workout

Vor dem Sport sollten Sie am besten Kohlenhydrate zu sich nehmen. Die guten Kohlenhydrate liefern im Vorfeld Energie und die brauchen Sie beim Training. Wählen Sie Kohlenhydrate, die langsam Energie abgeben und den Blutzuckerspiegel nicht zu schnell ansteigen lassen, was (während des Trainings) zu einem Tief führen kann. Denken Sie daran, dass Kohlenhydrate auch in Gemüse stecken! Essen Sie z. B.: Haferflocken mit frischem Obst, Avocado auf Toast oder grüner Smoothie mit Getreide. Es empfiehlt sich, auch Fette und Eiweiße hinzuzufügen, aber achten Sie darauf, dass sie nicht zu schwer verdaulich sind. So sind 20 Gramm Eiweiß bereits völlig ausreichend.

DAS ESSEN SIE nach DEM WORKOUT

Nach dem Sport nehmen Sie vorzugsweise Eiweiße zu sich. Die richtigen Eiweiße danach fördern die Regeneration der Muskeln. Diese finden sich beispielsweise in fettem Fisch, Süßkartoffeln, Milchprodukten, Hülsenfrüchten, Nüssen, Gemüse mit Hähnchen oder Ei mit Gemüse und Avocado. Machen Sie nicht den Fehler und essen Sie nach dem Workout besonders viel. Belassen Sie es bei den normalen Mahlzeiten und essen Sie lieber einen nahrhaften Snack. Aber lassen Sie die Mahlzeit nach dem Workout keinesfalls aus!

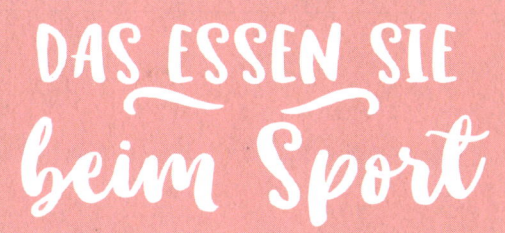

DAS ESSEN SIE beim Sport

MORGENS

In diesem Fall ist es ratsam, am Abend vorher eine größere Mahlzeit zu sich zu nehmen, eventuell mit zusätzlichen Kohlenhydraten (aus Vollkorn). So bauen Sie eine kleine Energiereserve für den nächsten Morgen auf und können am Morgen selbst noch eine Kleinigkeit essen, die für zusätzliche Flüssigkeit sorgt, z. B. etwas Obst oder einen Smoothie. Sie können vor dem Sport auch auf das Essen verzichten, sollten dann aber nach dem Training ein gutes Frühstück mit ausreichend Eiweißprodukten zu sich nehmen.

NACHMITTAGS ODER FRÜHER ABEND

Wenn Sie nachmittags oder abends trainieren, dann essen Sie mittags eine entsprechende Mahlzeit, die alle wichtigen Nährstoffe enthält: Kohlenhydrate, Eiweiße und Fette. Also nehmen Sie beispielsweise einen Salat mit Hülsenfrüchten, Avocado und Fisch zu sich. Essen Sie eventuell eine Stunde vor dem Sport noch einen kohlenhydratreichen Imbiss und abends ein gesundes Abendessen mit vielen Proteinen.

ABENDS

Wenn Sie abends Sport treiben, dann sollten Sie auf zwei Dinge achten: Nehmen Sie etwas früher als sonst eine leicht verdauliche Mahlzeit zu sich, beispielsweise etwas mit viel Gemüse und Getreide, welche Energie liefern und nicht allzu schwer verdaulich sind. Nach dem Training essen Sie dann noch einen nahrhaften Imbiss. Oder Sie machen es genau anders herum und trinken vor dem Workout einen Shake und essen anschließend eine normale Mahlzeit.

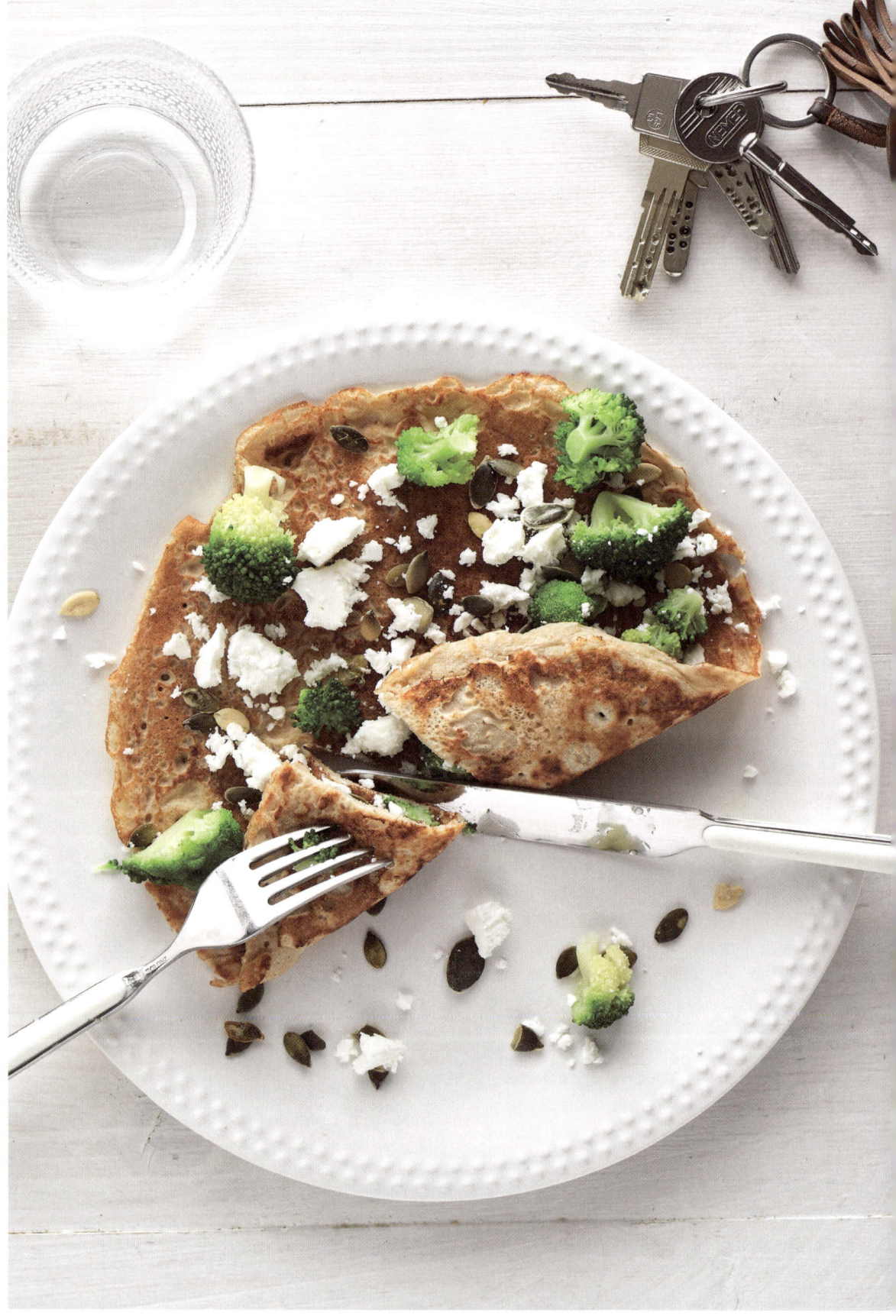

Buchweizenpfannkuchen

Ein Buchweizenpfannkuchen ist leicht und bekömmlich. Die perfekte Mahlzeit vor dem Workout.

GRUNDREZEPT
TEIG FÜR 10–12 PERSONEN

• 3 Eier
• 250 g Buchweizenmehl
• 600 ml Kokosmilch
• Butter oder Kokosöl zum Backen

Die Eier in einer Schüssel schaumig rühren. Das Mehl und die Kokosmilch hinzufügen und alles zu einem glatten Teig verrühren. 1 Stück Butter oder 1 EL Kokosöl in einer Pfanne erhitzen.
Etwas Teig in die Pfanne geben und die Pfanne rasch schwenken, damit sich der Teig gleichmäßig am Boden verteilt. Den Pfannkuchen backen, bis er an der Unterseite goldbraun und oben am Rand gerade fest ist. Wenden und die andere Seite ebenfalls goldbraun backen.
Die restlichen Pfannkuchen genauso backen.

BUCHWEIZENPFANNKUCHEN MIT SPINAT UND PILZEN
FÜR 2 PERSONEN

• 2 Buchweizenpfannkuchen (siehe Grundrezept)
• 1 Zwiebel, geschält
• 200 g Pilze nach Wahl, geputzt
• Öl zum Braten
• 200 g frische Spinatblätter, gewaschen und abgetropft
• 1 Handvoll Walnusskerne, klein gehackt
• 1 Spritzer Olivenöl zum Beträufeln
• Salz und frisch gemahlener schwarzer Pfeffer

Die Buchweizenpfannkuchen nach dem Grundrezept backen.
Die Zwiebel klein würfeln und mit den Pilzen in Olivenöl anbraten.
Den Spinat hinzufügen und alles gut rühren, bis der Spinat zusammengefallen ist.
Den Pfannkuchen mit der Spinat-Pilz-Mischung belegen.
Eventuell mit etwas Olivenöl beträufeln und mit Salz und Pfeffer würzen.
Zum Schluss mit den gehackten Walnüssen garnieren.

BUCHWEIZENPFANNKUCHEN MIT BROKKOLI UND ZIEGENKÄSE
FÜR 2 PERSONEN

• 2 Buchweizenpfannkuchen (siehe Rezept)
• 200 g Brokkoli, gegart
• 100 g Ziegenkäse, zerkrümelt
• 1 Handvoll Kürbiskerne
• 1 Spritzer Olivenöl zum Beträufeln
• Salz und frisch gemahlener schwarzer Pfeffer

Die Buchweizenpfannkuchen nach dem Grundrezept backen.
Den Pfannkuchen mit dem gegarten Brokkoli und dem zerkrümelten Ziegenkäse belegen und mit den Kürbiskernen bestreuen. Eventuell etwas Olivenöl darüberträufeln und mit Salz und Pfeffer würzen.

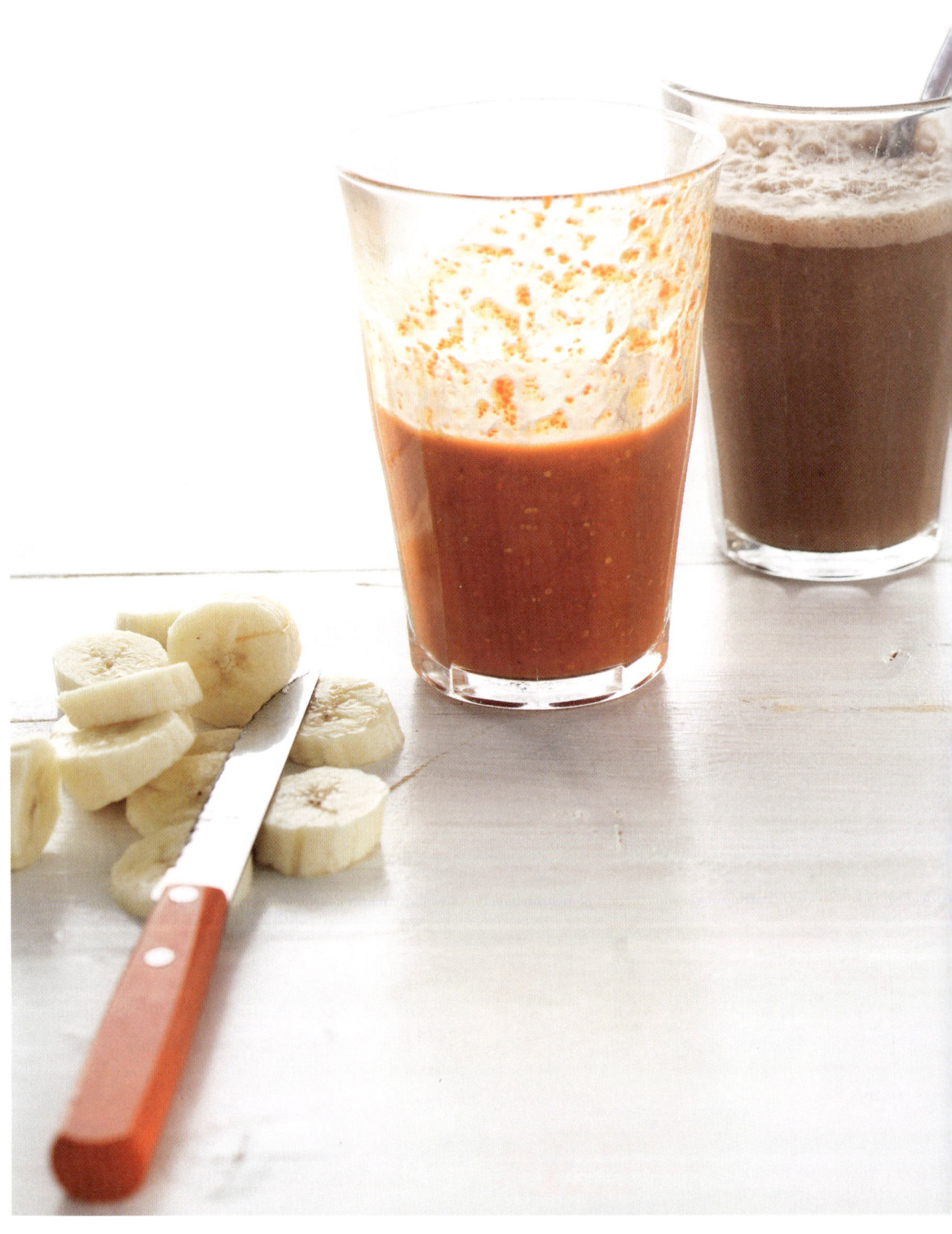

Eiweißshakes

Eiweiße sorgen nach dem Workout für eine gute Muskelregeneration.

EIWEISSSHAKE
FÜR 1 PERSON

– 1 –

- 200 ml Mandelmilch
- 1 Banane
- 1 Handvoll Gojibeeren
- 20 g Molkenproteinpulver
  (Wheyprotein) mit Vanillegeschmack

– 2 –

- 200 g Kokosmilch
- 1 EL rohes Kakaopulver
- 1 TL Zimtpulver
- 2 Datteln (ohne Kern)
- 20 g Molkenproteinpulver
  (Wheyprotein) mit Vanillegeschmack

– 3 –

- 200 ml Kokoswasser
- 100 g Blaubeeren
- 20 g Molkenproteinpulver
  (Wheyprotein) mit Vanillegeschmack

Ideal NACH DEM WORKOUT

ZUBEREITUNG:

Alle Zutaten im Mixer gut vermischen!

Woche 1/2

Vielleicht wissen Sie jetzt noch garnicht, dass Sie schwanger sind.

MONTAG

....

....

DIENSTAG

....

....

MITTWOCH

....

....

DONNERSTAG

....

....

FREITAG

....

....

SAMSTAG

....

....

SONNTAG

....

....

GEWICHT:

....

....

....

MONTAG

....

....

DIENSTAG

....

....

MITTWOCH

....

....

DONNERSTAG

....

....

FREITAG

....

....

SAMSTAG

....

....

SONNTAG

....

....

NOTIZEN.

....

....

....

....

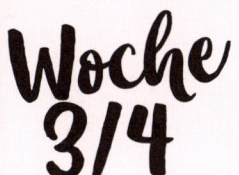

Woche 3/4

DATUM: ....   TAG: ....

MONTAG	MONTAG
....	....
....	....
DIENSTAG	**DIENSTAG**
....	....
....	....
MITTWOCH	**MITTWOCH**
....	....
....	....
DONNERSTAG	**DONNERSTAG**
....	....
....	....
FREITAG	**FREITAG**
....	....
....	....
SAMSTAG	**SAMSTAG**
....	....
....	....
SONNTAG	**SONNTAG**
....	....
....	....

NOTIZEN:

....
....
....
....
....
....

BAUCHUMFANG:

....

GEWICHT:

....
....

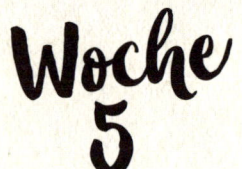

Woche 5

Hurra, ich bin schwanger!

MONTAG

....

....

DIENSTAG

....

....

MITTWOCH

....

....

DONNERSTAG

....

....

FREITAG

....

....

SAMSTAG

....

....

SONNTAG

....

....

BAUCHUMFANG:

....

GEWICHT:

....

....

hier AUS-FÜLLEN

TO-DO:

DAS SCHÖNSTE ERLEBNIS DES TAGES:

DATUM SCHWANGERSCHAFTSTEST:

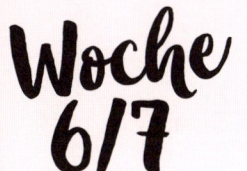

Woche 6/7

JETZT IST IHR KIND UNGEFÄHR 5-10 MM GROSS!

MONTAG	MONTAG
....	....
....	....
DIENSTAG	**DIENSTAG**
....	....
....	....
MITTWOCH	**MITTWOCH**
....	....
....	....
DONNERSTAG	**DONNERSTAG**
....	....
....	....
FREITAG	**FREITAG**
....	....
....	....
SAMSTAG	**SAMSTAG**
....	....
....	....
SONNTAG	**SONNTAG**
....	....
....	....

NOTIZEN:

BAUCHUMFANG:

GEWICHT:

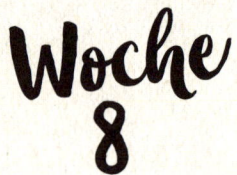

Woche 8

JETZT IST IHR KIND UNGEFÄHR 2 CM GROSS!
Stellen Sie sicher, dass Ihre Obstschale voll mit köstlichen, frischen Früchten ist!

MONTAG
....
....

DIENSTAG
....
....

MITTWOCH
....
....

DONNERSTAG
....
....

FREITAG
....
....

SAMSTAG
....
....

SONNTAG
....
....

BAUCHUMFANG:
....

GEWICHT:
....
....

hier AUS-FÜLLEN

TO-DO:

DAS SCHÖNSTE ERLEBNIS DES TAGES:

DAS BESTE PROJEKT BIN ICH SELBST.

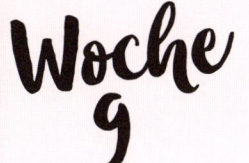

Woche 9

JETZT IST IHR KIND UNGEFÄHR 3 CM GROSS!

MONTAG

....

....

DIENSTAG

....

....

MITTWOCH

....

....

DONNERSTAG

....

....

FREITAG

....

....

SAMSTAG

....

....

SONNTAG

....

....

NOTIZEN:

....

....

....

....

NOTIZEN

....

....

....

....

....

....

....

....

....

....

....

....

....

....

....

....

....

....

....

....

....

....

....

Schwanger Sein in …
SCHWEDEN

In Schweden wird eine Schwangerschaft als etwas ganz Natürliches betrachtet, um das möglichst wenig Aufhebens gemacht wird. Sie sind schwanger, können aber noch alles tun. Ihr zweiter Besuch bei der Hebamme ist dann auch erst in Woche 20 und erst dann wird der erste Ultraschall gemacht (wenn Sie jedoch einen Kombinationstest* machen lassen wollen – in Schweden gratis und freiwillig –, dann wird der Ultraschall in Woche 13 gemacht).

Eltern haben in Schweden Recht auf 18 Monate Elternzeit und auch die Männer nehmen Elternzeit (durchschnittlich sechs Monate). Schwangere arbeiten meist bis zwei Wochen vor dem errechneten Geburtstermin.

Die Väter beteiligen sich im Allgemeinen bei der Schwangerschaft und Geburt. Sie sind auch diejenigen, die nach der Geburt für Mutter und Kind sorgen müssen, denn es gibt keine Wöchnerinnenpflege (wie in den Niederlanden).

Wegen der langen Elternzeit sind viele schwedische Schwangere in der Schwangerschaft sehr darum bemüht, neue Kontakte zu knüpfen. Sie besuchen verschiedene Kurse, machen Schwangerschaftsyoga und bauen einen Kreis von Gleichgesinnten auf.

Eine Rückenmarkspritze (PDA) ist in Schweden kein Problem, aber es besteht auch großes Interesse an alternativen Lösungen und Entbindungsmethoden. Die Frau hat die freie Wahl und der Geburtsplan wird streng eingehalten.

Von einer schwedischen Mutter wird erwartet, dass sie stillt. Nach der Entbindung bekommt sie die notwendige Unterstützung.

Auch in Schweden gilt Alkohol während der Schwangerschaft als absolutes Tabu. Und sogar, wenn eine Schwangere Cola trinkt, erntet sie manchmal schon missbilligende Blicke …

Zimt während der Schwangerschaft ist, anders als in den Niederlanden, in Schweden kein Problem. Schwedischen Schwangeren wird empfohlen, zweimal pro Woche Fisch zu essen. Es gibt eine Liste mit Fischen, die sie wegen ihres hohen Blei- oder Giftstoffgehalts (beispielsweise Fisch aus der Ostsee) besser meiden sollten.

* Vorgeburtliche Untersuchung inklusive Bluttest, Messung der Nackentransparenz und Triple-Test

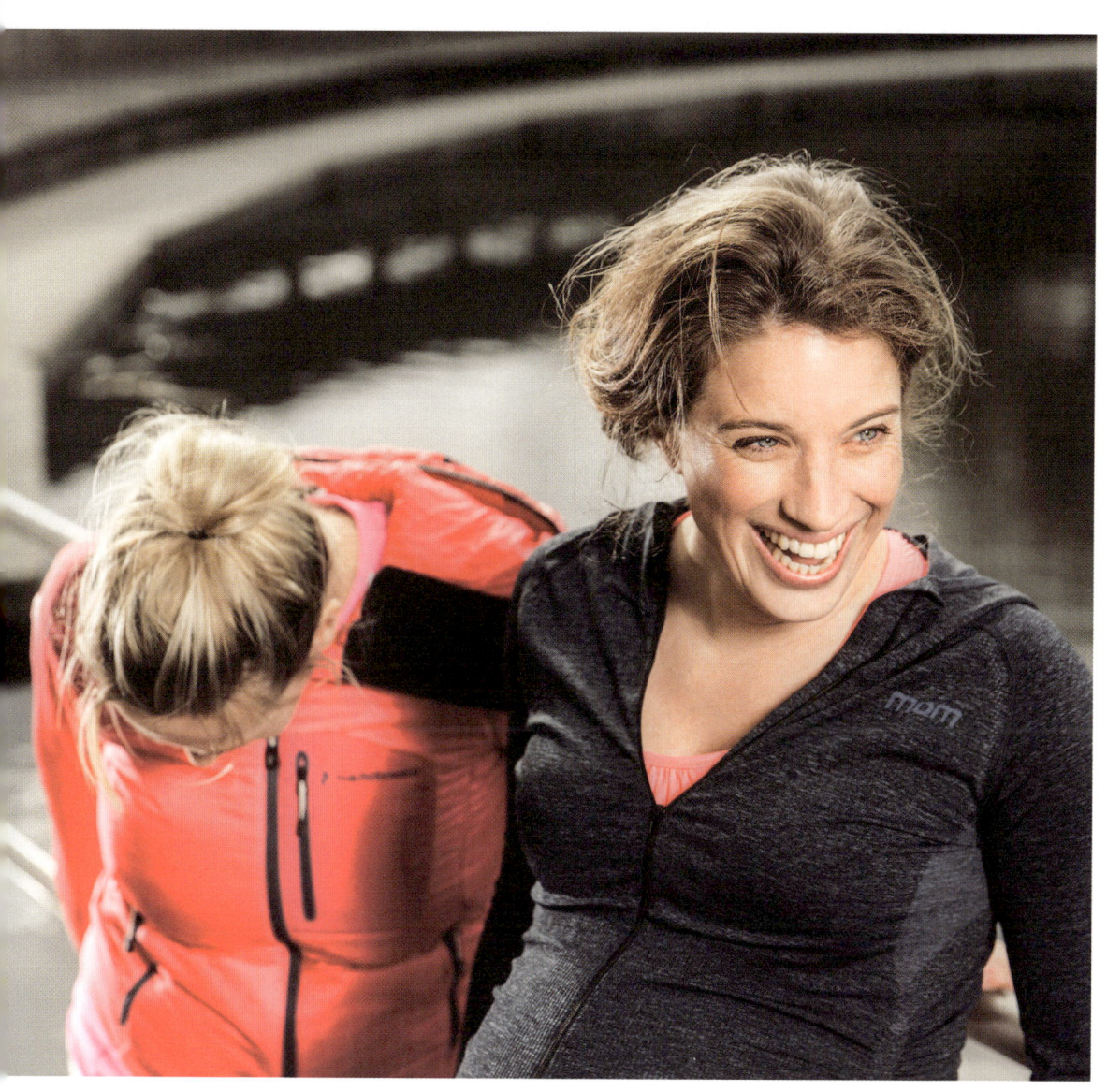

You don't always need a plan. Sometimes you just need to breathe, trust, let go and see what happens.

Woche 10

JETZT IST IHR KIND UNGEFÄHR 4,5 CM GROSS!
Spannend: der erste Ultraschall!

hier
AUS-FÜLLEN

MONTAG

DIENSTAG

MITTWOCH

DONNERSTAG

FREITAG

SAMSTAG

SONNTAG

BAUCHUMFANG:

GEWICHT:

TO-DO:

DAS SCHÖNSTE ERLEBNIS DES TAGES:

DAS ERSTE TRIMESTER IST FAST GESCHAFFT

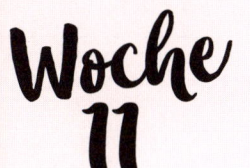

Woche 11

JETZT IST IHR KIND UNGEFÄHR 6 CM GROSS!

MONTAG
....
....

DIENSTAG
....
....

MITTWOCH
....
....

DONNERSTAG
....
....

FREITAG
....
....

SAMSTAG
....
....

SONNTAG
....
....

NOTIZEN:
....
....
....
....

hier AUS-FÜLLEN

TO-DO:
....
....
....

DAS SCHÖNSTE ERLEBNIS DES TAGES:
....
....
....
....
....
....
....
....
....

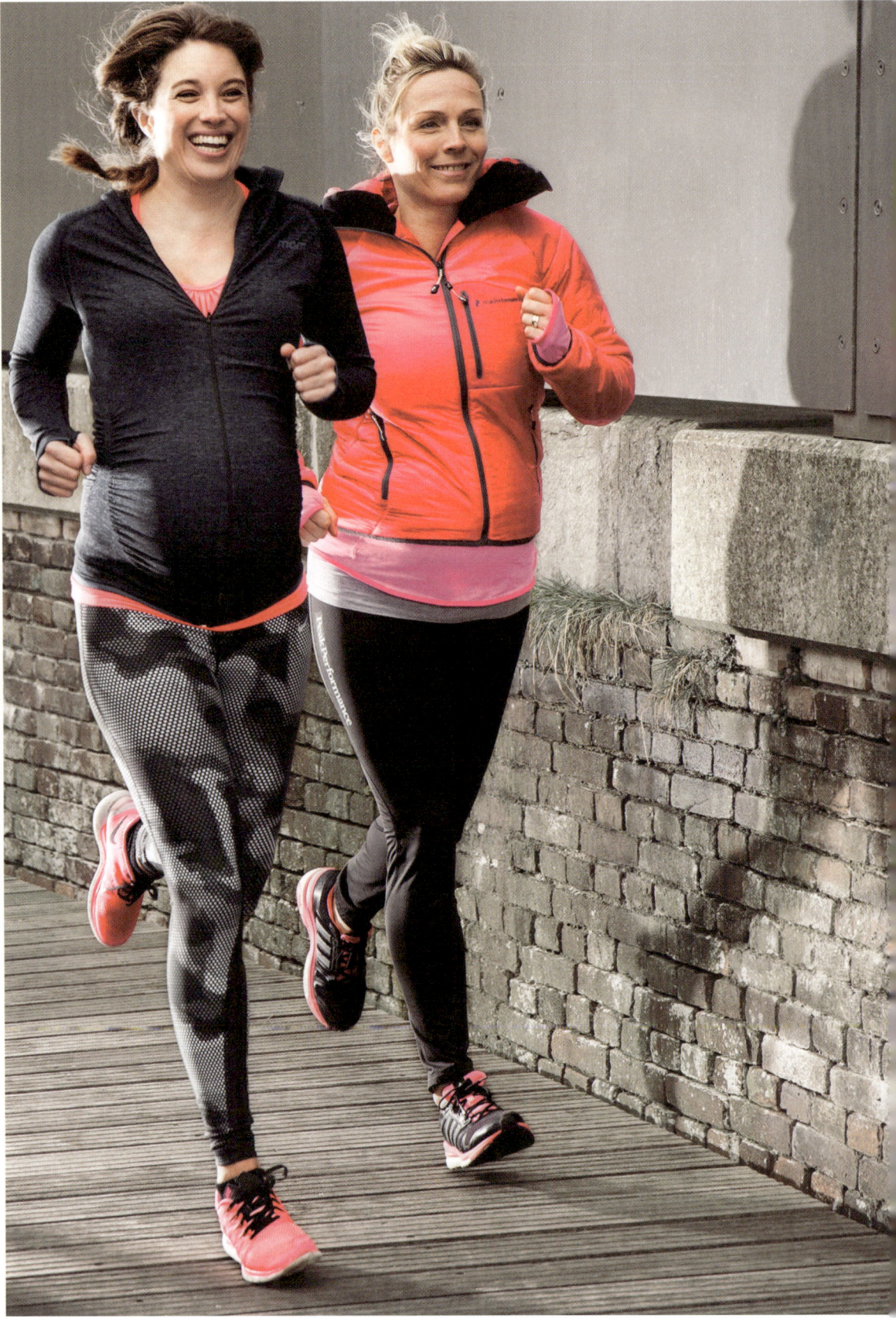

Woche 12

JETZT IST IHR KIND UNGEFÄHR 6,5 CM GROSS!

Das erste Trimester ist fast um!

MONTAG

....

....

DIENSTAG

....

....

MITTWOCH

....

....

DONNERSTAG

....

....

FREITAG

....

....

SAMSTAG

....

....

SONNTAG

....

....

NOTIZEN:

....

....

....

....

....

TO-DO

hier AUS- FÜLLEN

DAS SCHÖNSTE ERLEBNIS DES TAGES:

Das zweite
TRIMESTER

Das erste Trimester haben Sie gut überstanden, wie wunderbar! Nun zu Beginn des zweiten Trimesters fühlen sich die meisten Frauen schon viel besser. Müdigkeit und Übelkeit lassen allmählich nach oder sind vollkommen verschwunden.

Es ist gut, wenn Sie im ersten Trimester an Ihrem Sportprogramm festgehalten haben – machen Sie unbedingt weiter! Wer im ersten Trimester noch nicht die Zeit gefunden hat, die Sportschuhe anzuziehen: Keine Panik! Es ist noch nicht zu spät, um anzufangen. Gerade im zweiten Trimester, wenn die Energie zurückkommt, ist es einfacher, sich selbst zu motivieren und die Sportkleidung überzustreifen.

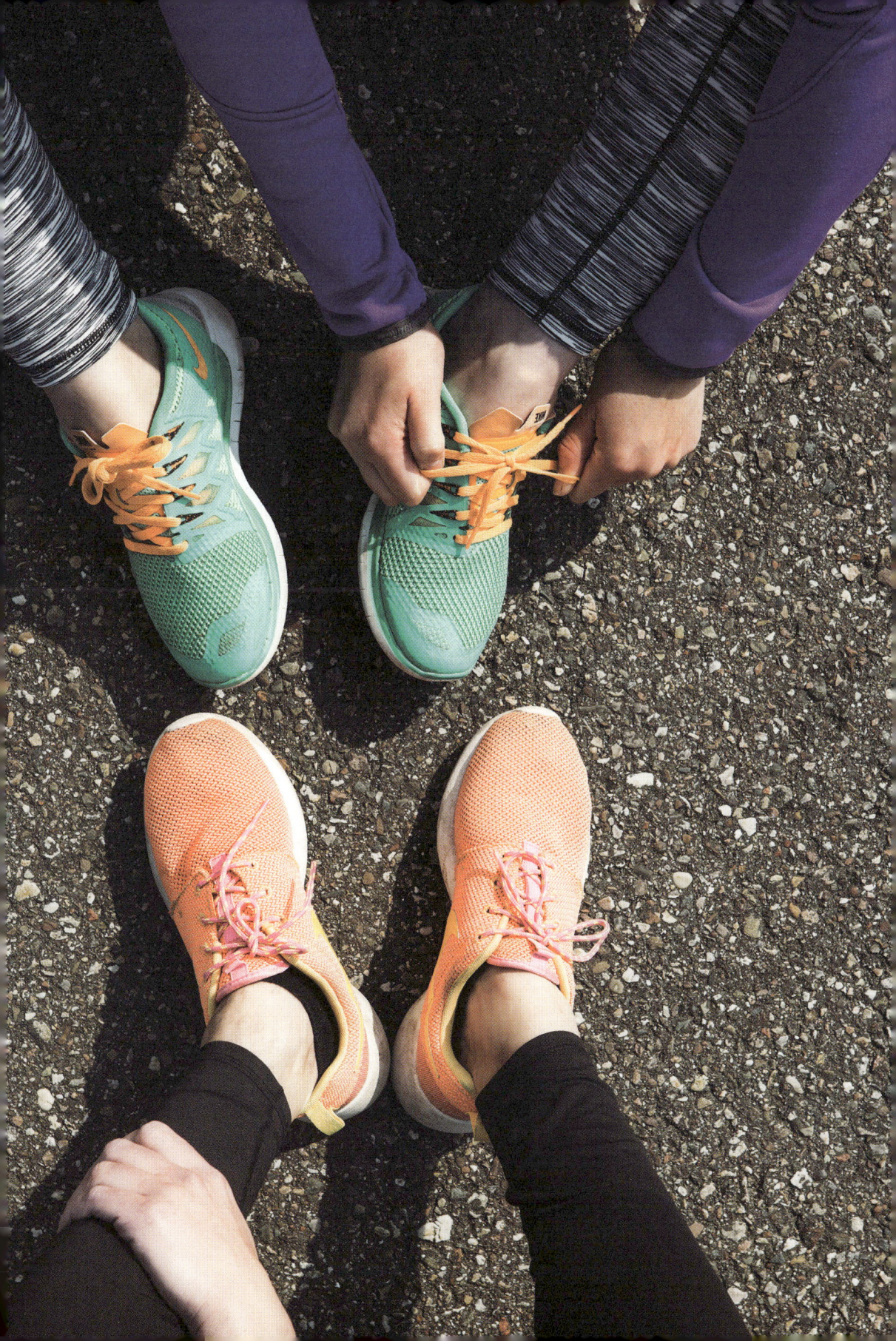

Was passiert
IN IHREM KÖRPER?

Da Sie nun tatsächlich sehen können, dass in Ihrem Körper etwas zu wachsen beginnt, müssen Sie einige Dinge beachten, wenn Sie Sport treiben. Nachfolgend finden Sie die wichtigsten körperlichen Veränderungen, die Sie im zweiten Semester durchlaufen.

VERÄNDERUNG DER FIGUR

Im zweiten Trimester wird Ihr Bauch deutlich sichtbar. Bei manchen Frauen dauert es etwas länger, doch zum Ende des zweiten Trimesters können Sie der Welt voller Stolz zeigen, dass Sie schwanger sind. Da Ihre Gebärmutter wächst, verschiebt sich der Körperschwerpunkt, wobei das Becken leicht nach vorn gedrückt wird. Dadurch verstärkt sich das Hohlkreuz im Rücken. Es ist nun umso wichtiger, eine gute Haltung einzunehmen.

TIPPS FÜR EINE GUTE GRUNDHALTUNG

- Stellen Sie Ihre Füße hüftbreit auseinander und verteilen Sie Ihr Gewicht möglichst gleichmäßig auf beide Füße.
- Halten Sie Ihre Knie leicht gebeugt.
- Strecken Sie Ihren Oberkörper, so als würden Sie an einem Seil nach oben gezogen.
- Drehen Sie Ihre Schultern nach hinten und lassen Sie Ihre Arme entspannt nach unten hängen.
- Lösen Sie die Spannung im Bauch und atmen Sie gleichmäßig.

LOCKERE GELENKE

Schwangerschaftshormone sorgen dafür, dass etwa um die 20. Woche Gelenkknorpel und Bänder, die die Beckenteile verbinden, allmählich elastischer werden. Dadurch wird das Becken lockerer und dehnbarer. Das ist zwingend notwendig, damit das Baby besser hindurchgleitet. Aber manchmal werden die Gelenke im Becken etwas zu locker, was zu Beckenschmerzen führen kann. Das passiert dann, wenn die Muskeln nicht in der Lage sind, die größere Beweglichkeit der Gelenke auszugleichen. Gerade jetzt ist es wichtig, die Muskeln rund um das Becken zu stärken. Achten Sie deshalb auf eine gute Körperhaltung und vermeiden Sie eine Überlastung. Bei Beckenschmerzen können Sie noch alle Übungen mitmachen, sollten allerdings rechtzeitige Ruhepausen einplanen.

TIPPS BEI BECKENSCHMERZEN

- Wechseln Sie zwischen sitzen, stehen, liegen und laufen ab. Machen Sie regelmäßig einen Spaziergang oder fahren Sie eine Runde mit dem Rad.

- Entspannen Sie sich, indem Sie kontinuierlich durch den Bauch atmen.
- Muten Sie sich nicht zu viel auf einmal zu, sondern teilen Sie sich die Aufgaben über den Tag verteilt ein.
- Achten Sie darauf, dass die Beine nicht gegeneinanderdrücken, sondern lassen Sie einen kleinen Abstand dazwischen.
- Wenn Sie gern die Beine übereinanderschlagen, dann ist das in Ordnung. Sie sollten die Beine dabei allerdings nicht anspannen.
- Wenn die Beckenschmerzen störend werden, dann vereinbaren Sie einen Termin beim Physiotherapeuten.

DIE BAUCHMUSKELN

Im Verlauf der Schwangerschaft wächst nicht nur das Baby, sondern auch Ihr Bauch. Damit das überhaupt möglich ist, bildet sich ein Spalt zwischen den geraden Bauchmuskeln. Das nennt sich Diastase. Eine völlig normale Erscheinung, die sich nach der Geburt wieder zurückbildet.

Von Beginn der Schwangerschaft an ist es darum besser, die geraden Bauchmuskeln nicht mehr zu trainieren, da sie sonst noch weiter auseinandergehen würden. Doch der Rumpf kann weiterhin trainiert werden. Dafür sind Übungen besonders geeignet, bei denen Bauch-, Rückenmuskeln und Gesäßmuskeln zusammenarbeiten, um den Oberkörper zu stabilisieren. Einige gute Core-Übungen finden Sie im Abschnitt zum ersten Trimester auf Seite 48.

GEWICHT IM ZWEITEN TRIMESTER

Bei den meisten Frauen hat sich die Esslust zu Beginn des zweiten Trimesters wieder normalisiert, auch wenn Sie eine Vorliebe für ein bestimmtes Essen entwickeln können. Die Gewichtszunahme wird sich im normalen Rahmen bewegen, solange Sie sich ausreichend bewegen und sich

ausgewogen und gesund ernähren. Sie nehmen im Moment etwa 400 Gramm pro Woche zu. Weitere Tipps und Ratschläge zur Ernährung finden Sie auf Seite 50.

WASSERANSAMMLUNGEN

Bei etwa 75 Prozent der Frauen kommt es während der Schwangerschaft mehr oder weniger zu Wasseransammlungen – meist an Fußgelenken und Füßen. Vor allem, wenn das Ende der Schwangerschaft in den Sommer fällt, können Sie darunter leiden, denn bei warmem Wetter sammelt sich mehr Wasser im Körper. Das liegt daran, dass die Haut bei warmem Wetter besser durchblutet wird, um die Temperatur zu regulieren.

Wenn Sie einen ganzen Tag lang gestanden haben, werden Sie merken, dass sich mehr Wasser im Körper angesammelt hat. Das verschwindet aber nach einer langen Nachtruhe wieder.

TIPPS BEI ZU GROSSEN WASSERANSAMMLUNGEN

- Achten Sie darauf, dass die Schuhe nicht zu eng sitzen.
- Stehen Sie nicht zu lange.
- Wenn Sie viel sitzen, dann stehen Sie zwischendurch immer wieder auf und laufen Sie ein Stück.
- Nutzen Sie jede Gelegenheit, die Beine hochzulegen.
- Bleiben Sie in Bewegung.

SCHWINDELGEFÜHLE

Im zweiten Trimester können plötzlich Schwindelgefühle auftreten. Das liegt an der schlaffer werdenden Wand der Blutgefäße, wodurch das Blut langsamer durch die Gefäße läuft. Stehen Sie nicht abrupt auf – vor

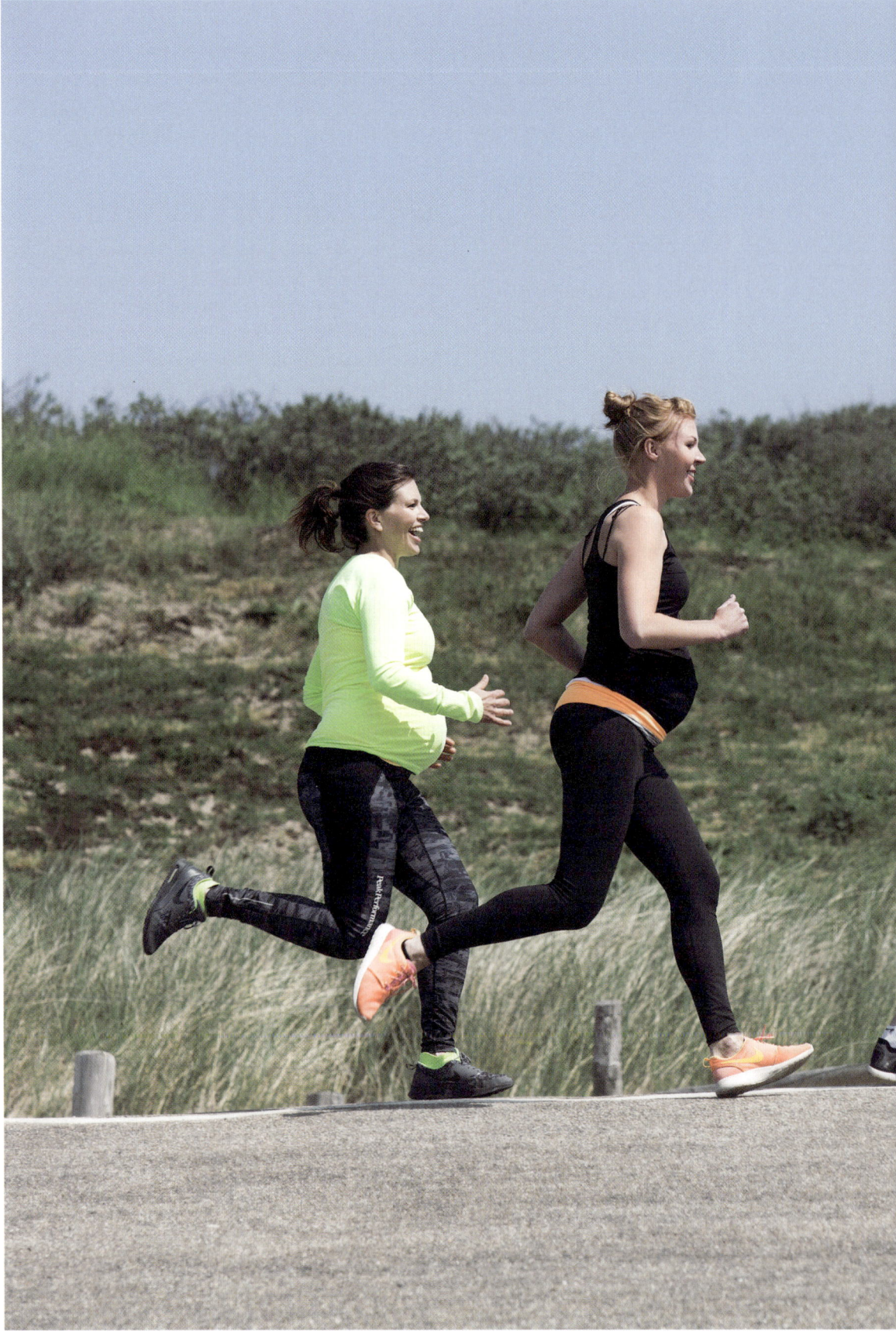

allem nicht, wenn Sie Übungen auf dem Boden gemacht haben –, sondern lassen Sie sich Zeit.

HARTER BAUCH

Während der gesamten Schwangerschaft zieht sich die Gebärmutter etwa alle 20 Minuten zusammen. Dadurch bleibt die Gebärmutter in „guter Verfassung". Meist merken Sie davon überhaupt nichts, doch im fortgeschrittenen Stadium der Schwangerschaft macht sich das manchmal doch bemerkbar. Bei diesen Kontraktionen wird Ihr Bauch hart und spannt, was als „harter Bauch" bezeichnet wird. Ein harter Bauch kann durch Anstrengung entstehen, aber auch durch Stress. Wenn Sie sich entspannen, verschwindet er wieder. Um zu entspannen ist es wichtig, gleichmäßig durch den Bauch zu atmen. Wenn der Bauch ab und zu hart wird, ist das nicht weiter schlimm, doch tritt er öfter auf und verursacht Schmerzen, dann nehmen Sie Kontakt zu Ihrem Gynäkologen oder zu Ihrer Hebamme auf.

BÄNDERSCHMERZEN

Die Gebärmutter wird in der Bauchhöhle durch die Bänder gehalten. Diese Bänder wachsen mit der Gebärmutter. Das kann manchmal schmerzhaft sein, was als „Bänderschmerz" bezeichnet wird. Diese Bänder liegen tief und der Schmerz ist im Unterbauch und in den Leisten spürbar. Vor allem gegen Ende des zweiten Trimesters können sie darunter leiden. Sie können trotzdem weiter Sport treiben, doch wenn es sehr unangenehm wird, sollten Sie es ruhiger angehen lassen, um dann anschließend Ihre Aktivitäten wieder aufzunehmen.

KRAMPFADERN

Krampfadern können durch hormonelle Veränderungen entstehen. Die Hormone beeinflussen nämlich die Wände der Adern, wodurch sie weniger effektiv das Blut durch den Körper pumpen können. So kann sich das Blut in den Adern stauen, was zu Schwellungen führt und manchmal auch schmerzt, vor allem am Ende des Tages. Wenn Sie unter Krampfadern leiden, empfehle ich Ihnen, in Bewegung zu bleiben. Sport sorgt dafür, dass das Blut gut strömt und die Muskeln kräftig bleiben. Vermeiden Sie es, lange zu sitzen oder zu stehen und schlagen Sie die Beine möglichst nicht übereinander. Stützstrümpfe sind empfehlenswert, sollten aber nicht beim Sport getragen werden.

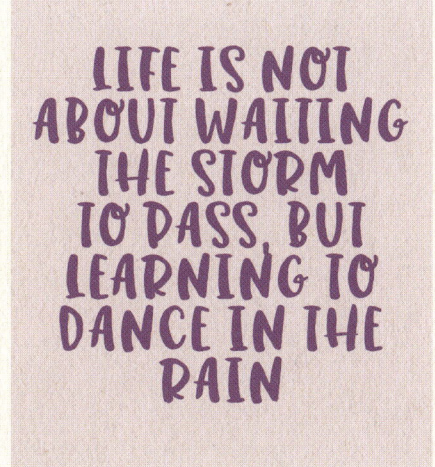

LIFE IS NOT ABOUT WAITING THE STORM TO PASS, BUT LEARNING TO DANCE IN THE RAIN

SPORT im ZWEITEN TRIMESTER

Wenn Sie im ersten Trimester Ihrer Schwangerschaft Sport getrieben haben, können Sie das Programm im zweiten Trimester einfach weiterführen – schließlich fühlen Sie sich jetzt wieder besser. Wenn Sie es im ersten Trimester nicht geschafft haben Sport zu treiben, oder überhaupt noch nicht damit angefangen haben, dann ist nun der richtige Moment gekommen!

Die körperlichen Veränderungen werden in den kommenden Monaten immer schneller hintereinander spürbar. Indem Sie sich bewegen, können Sie sich weiterhin gut fühlen und die Schwangerschaftsleiden besser wegstecken.

Sie sind nun im zweiten Trimester und haben wahrscheinlich schon gemerkt, dass die Hormone bei der Arbeit sind: Ab und zu haben Sie das Gefühl, dass der Kopf voll ist und Sie keinen klaren Gedanken mehr fassen können. Ständig stoßen Sie irgendwo gegen oder lassen etwas fallen. Es gibt einige Gründe für diese Schusseligkeit: Da wären zunächst einmal die Gelenke – vor allem die im Beckenbereich. Sie haben sich unter Einfluss des Hormons Relaxin gelockert. Dadurch stehen Sie nicht mehr so fest auf dem Boden wie vor der Schwangerschaft. Zweitens macht das zunehmende Gewicht von Bauch und Brüsten es immer schwieriger, die Balance zu halten. Beim Sport, bei dem Sie viele unerwartete Bewegungen machen – etwa beim Tennis –, müssen Sie nun noch besser aufpassen, denn Sie möchten natürlich nicht den Rest der Schwangerschaft verletzt auf dem Sofa liegen.

ZUSAMMEN SPORT TREIBEN

Sport zusammen mit anderen Schwangeren motiviert, das Sportprogramm nicht aufzugeben. Außerdem führt es zu netten Kontakten. Vielleicht möchten Sie noch häufiger nach draußen, um aktiv zu bleiben. Informieren Sie sich, welche Möglichkeiten es bei Ihnen in der Nähe gibt, oder – wenn Sie zufällig eine schwangere Freundin haben –, verabreden Sie sich zu einem Spaziergang oder zum Schwimmen.

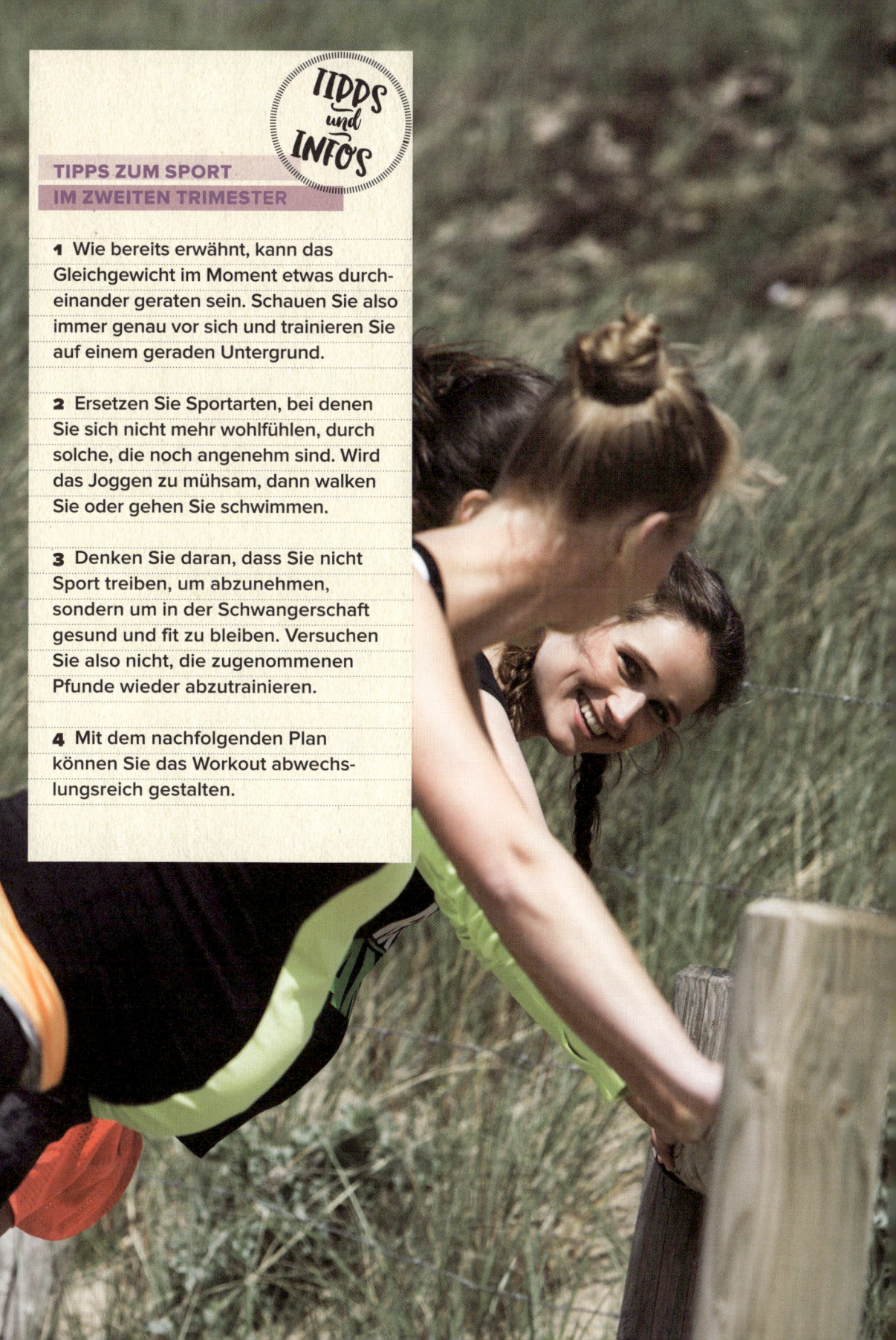

TIPPS ZUM SPORT
IM ZWEITEN TRIMESTER

1 Wie bereits erwähnt, kann das Gleichgewicht im Moment etwas durcheinander geraten sein. Schauen Sie also immer genau vor sich und trainieren Sie auf einem geraden Untergrund.

2 Ersetzen Sie Sportarten, bei denen Sie sich nicht mehr wohlfühlen, durch solche, die noch angenehm sind. Wird das Joggen zu mühsam, dann walken Sie oder gehen Sie schwimmen.

3 Denken Sie daran, dass Sie nicht Sport treiben, um abzunehmen, sondern um in der Schwangerschaft gesund und fit zu bleiben. Versuchen Sie also nicht, die zugenommenen Pfunde wieder abzutrainieren.

4 Mit dem nachfolgenden Plan können Sie das Workout abwechslungsreich gestalten.

Weiter geht's!

Sportanfän- gerinnen

In diesem Kapitel zeige ich Ihnen tolle Workouts und Übungen, die Sie sogar zu Hause oder zwischendurch auf der Arbeit machen können. Auch wenn Sie es im ersten Trimester nicht geschafft haben, sich zu bewegen, und Sie jetzt erst anfangen, dann können Sie noch immer alle Vorteile einer aktiven Schwangerschaft genießen. Bauen Sie Ihr Programm langsam auf!

GEHEN/WALKEN

Es ist besser, ein Programm drei Tage in der Woche durchzuhalten, als nur einmal mehrere Stunden am Stück Sport zu treiben. Darum empfehle ich Ihnen, mit einem einfachen Cardio-Workout zu starten, das Sie einfach in Ihren Tagesablauf integrieren können. Gehen bzw. walken ist eigentlich die einfachste Art, sich zu bewegen. Zudem können Sie es überall tun und brauchen keine spezielle Ausrüstung. Steigern Sie das Tempo, wenn Sie möchten.

WALKING-WORKOUT

Versuchen Sie, in den ersten zwei Wochen eine gewisse Routine aufzubauen und täglich etwa 10 Minuten am Stück zu gehen bzw. zu walken. Steigern Sie sich allmählich auf 15 Minuten. Wenn Ihnen das leicht fällt, dann können Sie auch mit dem Walking-Workout für Sportanfängerinnen aus dem ersten Trimester weitermachen (siehe Seite 33).

SCHWIMMEN

Schwimmen entspannt und trainiert Ihre Muskeln. Es ist das ideale Cardio-Workout für Anfängerinnen.

SCHWIMM-WORKOUT

Zum Aufwärmen schwimmen Sie immer zuerst 5 bis 10 Minuten in langsamem Schwimmtempo (Sie schwimmen 2 bis 4 Bahnen in einem 25-Meter-Becken). Dann halten Sie sich an folgendes Schema:

- 2 Bahnen schwimmen, 1,5 Minuten ruhen
- 4 Bahnen schwimmen, 2 Minuten ruhen
- 2 Bahnen schwimmen, 1,5 Minuten ruhen
- 4 Bahnen schwimmen, 2 Minuten ruhen
- 2 Bahnen schwimmen, 1,5 Minuten ruhen

Dieses Workout mit 22 bis 24 Bahnen (inklusive Aufwärmphase) dauert ungefähr 25 Minuten. Wenn diese Distanz beim ersten Mal noch etwas zu lang für Sie ist, dann schwimmen Sie nur die Hälfte der Bahnen und steigern sich langsam auf maximal 30 Minuten.

GEÜBTE SPORTLERINNEN

SCHWIMMEN

SCHWIMMEN

Wenn Sie eine Alternative zum Joggen suchen, die die Gelenke möglichst wenig belastet, dann ist Schwimmen sicherlich eine gute Wahl. Schwimmen ist ein ideales Training für den Körper.

Wenn Sie schon im Training sind, zeige ich Ihnen hier nun einige Variationen fürs Gehen/Joggen und Schwimmen. Auch im zweiten Trimester können Sie mit folgender Kombination weitermachen: Gehen/Joggen, Schwimmen und Rad fahren.

WALKEN/JOGGEN

Wenn Sie noch immer gern joggen, dann joggen Sie weiter, solange Sie sich gut fühlen. Halten Sie sich an das Joggingprogramm aus dem ersten Trimester (siehe Seite 34).

Wenn Sie lieber walken gehen, dann können Sie mit dem nachfolgenden Workout starten. Hierbei wechseln Sie zwischen entspanntem und schnellem Schritt.

WALKING-(/JOGGING-) WORKOUT

Gehen Sie zuerst 5 Minuten in langsamem Tempo, um die Muskeln aufzuwärmen. Dann steigern Sie langsam das Tempo zum schnellen Walken (oder joggen). Dann wechseln Sie anschließend wieder in den normalen Schritt.

In den nächsten 16 Minuten wechseln Sie zwischen 1 Minute schnellem Schritt und 3 Minuten entspanntem Gehen. Dabei halten Sie dieselbe Schrittlänge ein. Zum Schluss enden Sie mit 5 Minuten langsamem Gehen, um die Muskeln wieder abzukühlen. Zur Vermeidung von Verletzungen empfehle ich Ihnen, nach dem Gehen Stretching-Übungen zu machen (siehe Seite 82).

SCHWIMM-WORKOUT

Zum Aufwärmen schwimmen Sie zunächst immer 5 bis 10 Minuten in langsamem Tempo (Sie schwimmen dann ungefähr 2 bis 4 Bahnen in einem 25-Meter-Becken). Halten Sie sich an folgendes Schema:

- 4 Bahnen schwimmen, 2 Minuten ruhen
- 8 Bahnen mit dem Schwimmbrett schwimmen, 3 Minuten ruhen
- 6 Bahnen schwimmen, 3 Minuten ruhen
- 4 Bahnen mit dem Schwimmbrett schwimmen, 2 Minuten ruhen
- 2 Bahnen in langsamem Tempo schwimmen

Bei diesem Workout schwimmen Sie 30 bis 32 Bahnen (inklusive Aufwärmphase) in etwa 30 Minuten. Ein komplettes Workout von 30 bis 32 Bahnen entspricht etwa 750 bis 800 Metern.

Aktionsplan

AKTION # 1

AKTION # 2

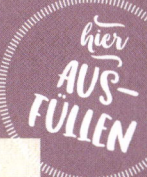

AKTION # 3

Stretching

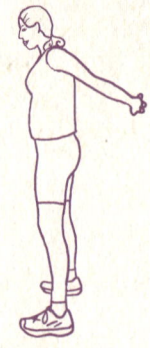

Hoffentlich haben Sie bereits im ersten Trimester mit den Stretching-Übungen begonnen und Ihnen sind die Übungen schon in Fleisch und Blut übergegangen. Wenn Ihnen das gelungen ist, dann können Sie wahrscheinlich problemlos eine aufrechte Haltung einnehmen und fühlen sich gut im sich verändernden Körper – großartig!

Keine Panik, wenn Sie noch nicht so weit sind. Dann starten Sie einfach im zweiten Trimester. Wenn Ihre Muskulatur locker bleibt, beugen Sie Schmerzen im Kreuz und in den Waden, einer schlechten Haltung und anderen Leiden in größerem Maße vor. Also fangen Sie direkt mit den Stretching-Übungen an. Übernehmen Sie auch die Stretching-Übungen aus dem ersten Trimester (siehe Seite 40).

Hier nun verschiedene Stretching-Übungen für Ober- und Unterkörper.

GESÄSSMUSKEL-STRETCHING

Mit dieser Übung dehnen Sie besonders die tieferliegenden Gesäßmuskeln.

1 Legen Sie sich auf den Boden und stellen Sie die Füße hüftbreit auf und beugen Sie die Knie.

2 Legen Sie den rechten Fuß oberhalb des Knies gekreuzt über das linke Bein.

3 Sie spüren die Dehnung in der rechten Hüfte, in der rechten Pobacke und im rechten Oberschenkel.

4 Um die Dehnung noch zu verstärken, umfassen Sie Ihr linkes Bein und ziehen es langsam zu sich, bis Sie die Dehnung ausreichend spüren.

Dehnung 10 Sekunden halten und dann die Übung mit dem anderen Bein wiederholen.

BRUSTMUSKEL-STRETCHING

Mit dieser Übung dehnen Sie vor allem die Brustmuskeln und die großen Muskeln auf der Brustvorderseite.

1 Stellen Sie die Füße hüftbreit auseinander. Achten Sie darauf, dass Sie aufrecht stehen und Kopf und Nacken mit der Wirbelsäule eine gerade Linie bilden.

2 Fassen Sie auf dem Rücken die beiden Hände zusammen. Strecken Sie beide Hände nun langsam nach hinten aus. Die Arme sollten dabei gestreckt bleiben. So ziehen sich die Schulterblätter zusammen und die Brust wird automatisch nach vorn gedrückt.

Die Dehnung 10 Sekunden halten.

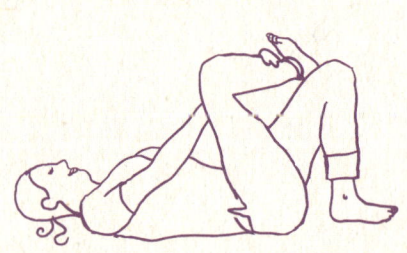

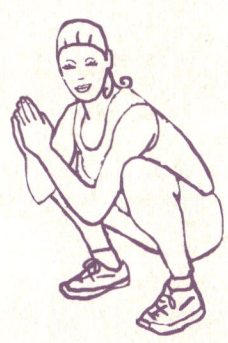

BRUSTMUSKEL-STRECHING

Mit dieser Übung dehnen und entspannen Sie Ihr Kreuz. Wenn Sie diese Übung
regelmäßig trainieren, werden Sie nicht so
schnell Kreuzschmerzen bekommen.

1 Stellen Sie die Füßen etwas breiter
als hüftbreit auseinander und spannen Sie die Bauchmuskeln an.
2 Gehen Sie langsam in die Knie
und setzen Sie sich möglichst tief hin.
Versuchen Sie dabei, mit den Füßen
gerade auf dem Boden zu stehen.
3 Diese Übung können Sie eventuell
auch liegend auf dem Rücken ausführen. Dann ziehen Sie die Knie zu den
Achseln.

Die Dehnung 10 Sekunden halten und die
Übung 2-mal wiederholen.

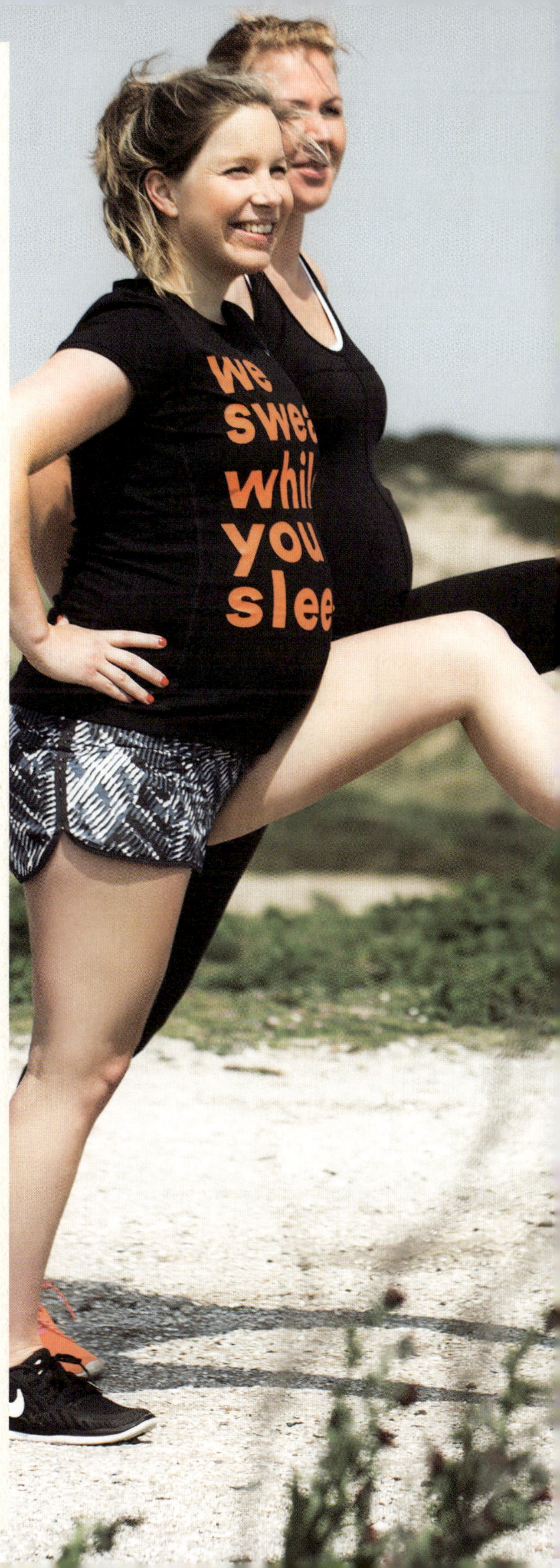

KRÄFTIGE MUSKELN
Beine und Po

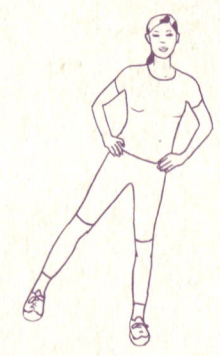

Jetzt im zweiten Trimester Ihrer Schwangerschaft merken Sie bestimmt, warum es so wichtig ist, ausreichend körperliche Kraft zu haben. Eine Schwangerschaft ist für den Körper eine große Herausforderung. Wenn Sie bereits im ersten Trimester muskelkräftigende Übungen gemacht haben, dann werden Ihre Beine nun schon kräftiger sein. Das hilft Ihnen, das zusätzliche Gewicht des Bauches zu tragen.

Außerdem ist es wichtig, dass Sie Ihren Oberkörper kräftigen. Kräftige Arme erleichtern Ihnen das Heben – vor allem, wenn noch ein kleines Kind da ist. Da Sie Ihre Bauchmuskeln weniger einsetzen können und das Gewicht des Bauches zunimmt, ist es besonders wichtig, dass der Oberkörper eine optimale Stärkung erfährt. Ein starker Core unterstützt die aufrechte Haltung, trotz des zusätzlichen Bauches.

Die folgenden Übungen kräftigen Ihren Körper.

KNIEHEBEN – IM STEHEN

Mit dieser Übung trainieren Sie Rumpf, Oberschenkel und Gesäß.

1 Stellen Sie die Füße hüftbreit auseinander.
2 Heben Sie Ihr rechtes Knie so hoch wie möglich zur Brust.
3 Gehen Sie zurück in die Ausgangsposition und wechseln Sie das Bein.

Diese Übung 10- bis 12-mal wiederholen, dabei die Beine im Wechsel hochheben.

SQUAT UND BEINHEBEN

Bei dieser Übung werden Oberschenkel-, Gesäß- und Rumpfmuskeln trainiert. Koordination und Rumpfstabilität sind hierbei ganz besonders wichtig.

1 Stellen Sie die Füße hüftbreit auseinander. Legen Sie die Hände in die Hüften oder strecken Sie sie gerade nach vorn aus.
2 Beugen Sie die Knie und gehen Sie mit dem Po nach hinten. Schauen Sie geradeaus und gehen Sie nur so weit hinunter, wie es Ihnen angenehm ist. Halten Sie den Oberkörper gerade.
3 Beim Ausatmen drücken Sie sich wieder hoch und heben das rechte Bein zur Seite.
4 Gehen Sie zurück in die Ausgangsposition. Wiederholen Sie die Schritte 2 und 3, jedoch mit dem anderen Bein.

Diese Übung insgesamt 10- bis 12-mal wiederholen, dabei die Beine abwechselnd zur Seite heben.

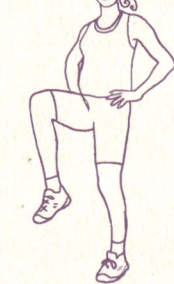

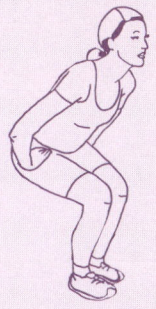

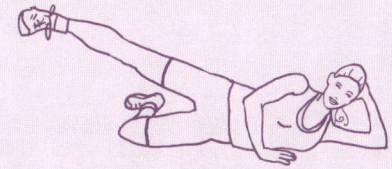

SCHMALER SQUAT

Mit dem schmalen Squat kräftigen Sie Ge-
säß- und Oberschenkelmuskeln.

1 Stellen Sie sich mit geschlossenen
Füßen gerade hin. Legen Sie die
Hände in die Hüften oder strecken sie
gerade nach vorn aus.
2 Beugen Sie die Knie und gehen Sie
mit dem Po nach hinten. Schauen Sie
geradeaus und gehen Sie nur so weit
hinunter, wie es Ihnen angenehm ist.
Halten Sie den Oberkörper gerade.
3 Beim Ausatmen drücken Sie sich
wieder hoch.

Diese Übung 10- bis 12-mal wiederholen.

BEIN HEBEN – IM LIEGEN

Auch die Oberschenkel speichern während
der Schwangerschaft zusätzliche Fettreserven. Mit dieser Übung sorgen Sie dafür,
dass die Beine schön in Form bleiben.

1 Legen Sie sich auf die linke Seite und
bilden Sie mit dem Körper eine gerade
Linie. Spannen Sie die Bauchmuskeln
an. Stützen Sie Ihren Kopf mit dem linken
Unterarm ab.
2 Beugen Sie Ihren Unterschenkel im
90-Grad-Winkel nach hinten und kippen
Sie Ihr Becken leicht nach vorn.
3 Heben Sie das ausgestreckte rechte
Bein und senken Sie es langsam wieder.
Dabei halten Sie die Gesäßmuskeln
angespannt.

Diese Übung zuerst 15-mal mit dem rechten
Bein und dann 15-mal mit dem linken Bein
wiederholen.

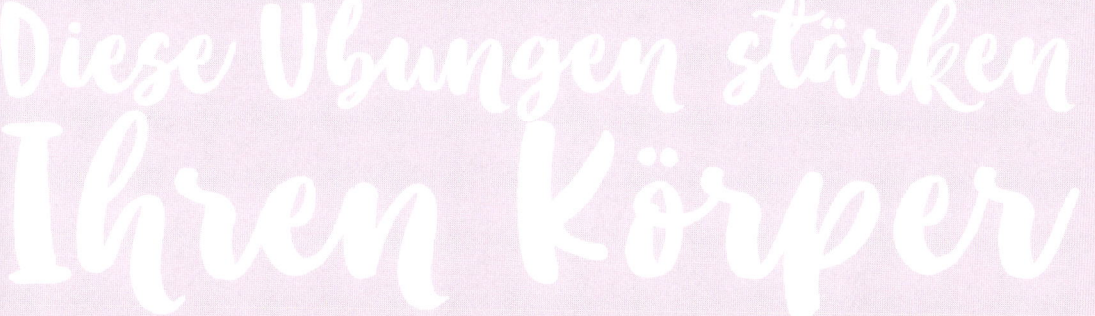

Diese Übungen stärken Ihren Körper

KRÄFTIGE MUSKELN
Arme

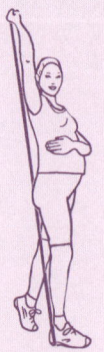

KRÄFTIGE OBERARME

Diese Übung mit dem Widerstandsband kräftigt Oberarme, Schultern und Oberkörper. Außerdem fördert sie eine aufrechte Haltung.

1 Stellen Sie die Füße schulterbreit auseinander, dabei sind die Knie leicht gebeugt.
2 Greifen Sie das Widerstandsband mit beiden Händen. Der Abstand zwischen den Händen sollte etwa 20 cm betragen. Strecken Sie beide Arme über den Kopf.
3 Halten Sie den linken Arm gestreckt nach oben und ziehen Sie mit dem rechten Arm das Band hinunter zur Taille.
4 Gehen Sie zurück in die Ausgangsposition und wechseln Sie den Arm

Diese Übung insgesamt 10- bis 12-mal mit beiden Armen wiederholen.

TRIZEPS TRAINIEREN

Die Übung mit dem Widerstandsband trainiert den Trizeps und die Muskeln an der Rückseite der Oberarme.

1 Stellen Sie sich gerade hin. Machen Sie mit dem rechten Fuß einen Schritt nach vorn und treten Sie auf das Ende des Widerstandsbandes. Greifen Sie das andere Ende mit der rechten Hand.
2 Führen Sie das Band mit der rechten Hand hinter dem Rücken entlang in gerader Linie nach oben. Halten Sie mit dem linken Fuß das Gleichgewicht.
3 Beugen Sie den rechten Arm, wobei der Ellbogen nach oben zeigt. Strecken Sie nun den Arm wieder aus.

Diese Übung mit jedem Arm 8-mal wiederholen.

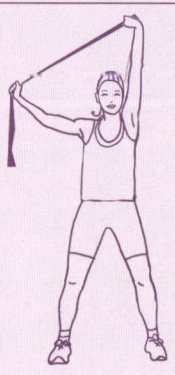

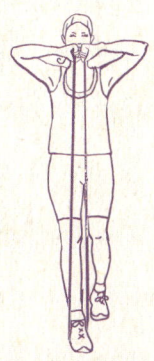

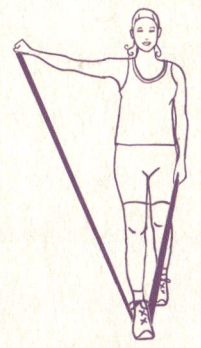

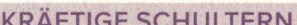

KRÄFTIGE SCHULTERN

Diese Übung mit dem Widerstandsband sorgt für schön geformte Schultern und einen kräftigen Oberkörper.

1 Machen Sie mit dem rechten Fuß einen Schritt nach vorn und setzen Sie ihn auf die Mitte des Widerstandsbandes.
2 Greifen Sie die beiden Enden des Bandes und stellen Sie sich gerade hin, die Knie ein bisschen gebeugt.
3 Führen Sie beide Hände zusammen und ziehen Sie das Band bis zum Bauchnabel. Die Ellbogen zeigen dabei nach außen.
4 Ziehen Sie das Band bis auf Schulterhöhe, um es dann wieder bis zum Bauchnabel sinken zu lassen.

Die Übung 8-mal wiederholen.

SCHÖNE ARME

Mit dieser Übung mit Widerstandsband trainieren Sie schöne Arme.

1 Machen Sie mit dem rechten Fuß einen Schritt nach vorn und setzen Sie ihn auf die Mitte des Widerstandsbandes.
2 Greifen Sie mit beiden Händen die Enden des Bandes und stellen Sie sich gerade hin.
3 Ziehen Sie das Band mit dem gestreckten rechten Arm seitlich bis auf Schulterhöhe.
4 Lassen Sie das Band wieder sinken. Dabei bleibt die Spannung auf dem Band.

Die Übung mit jedem Arm 8-mal wiederholen.

KRÄFTIGE MUSKELN
Beckenbodenmuskeln

Je weiter die Schwangerschaft voranschreitet, desto größer wird der Druck auf die Beckenbodenmuskeln. Sie sollten Blase und Gebärmutter unterstützen und bei physischer Belastung zusätzlichen Druck auf den Unterbauch auffangen.

Hormonelle Veränderungen in der Schwangerschaft führen zu einer Schwächung der Muskeln. Das gilt auch für die Beckenbodenmuskeln. Von oben wird der Druck auf den Beckenboden durch das fortschreitende Wachstum des Kindes immer größer. Dies kann zu einem Ungleichgewicht und zu Beschwerden wie Inkontinenz und Senkungen führen. Es ist also wichtig, dass Sie Ihren Beckenboden trainieren, um mögliche Beschwerden zu vermeiden. Außerdem helfen entsprechende Übungen dabei, die Beckenbodenmuskeln nach der Entbindung wieder zu stärken und zu trainieren. Diese Muskulatur hat eine stützende Rolle und stabilisiert das Becken.

Viele Frauen leiden während der Schwangerschaft unter ungewolltem Urinverlust. Glücklicherweise bedeutet das nicht, dass Sie auch nach der Schwangerschaft noch damit zu kämpfen haben. Das Beckenbodentraining hilft dabei.

TRAINIEREN DES BECKENBODENS

Der Beckenboden steht unter hoher Spannung und dies kann zu Beckenschmerzen führen. Es ist also wichtig, dass Sie lernen, wie Sie den Beckenboden entspannen können. Eine gute und optimale Entspannung unterstützt den Beckenboden. Zudem ist ein entspannter Beckenboden wichtig für die Geburt. Versuchen Sie, Ihre Beckenbodenmuskeln regelmäßig zu trainieren. Wenn Sie bei der Übung stets auf die Entspannung nach der Anspannung achten, können Sie den Beckenboden niemals zu stark trainieren.

ANSPANNEN UND ENTSPANNEN DES BECKENBODENMUSKELS

- Versuchen Sie Blase, Vagina und Anus ein wenig zusammenzuziehen. Um ein Gespür dafür zu bekommen: Dieses zusammenziehen ist ähnlich, wie wenn Sie versuchen, eine Blähung einzuhalten.
- Setzen Sie sich auf ein Handtuch oder einen Hocker (und erhöhen Sie so also den Druck auf den Beckenboden) und versuchen Sie, Ihre Scham zusammenzuziehen.
- Legen Sie Ihre Hand gegen das Perineum (Damm zwischen Anus und Vagina) und versuchen Sie, es zusammenzuziehen.
- Probieren Sie verschiedene Positionen im Sitzen oder Stehen aus.
- Achten Sie darauf, dass Bauch und Po nicht angespannt werden.
- Konzentrieren Sie sich auf das Fühlen und nicht auf die Kraft.

TÄGLICHES BECKENBODENTRAINING

TRAINIEREN SIE DEN BECKENBODEN IM ALLTAG

Durch die Gewebeschwächung während der Schwangerschaft und das zunehmende Bauchgewicht ist es vernünftig, den Beckenboden bei schweren körperlichen Aktivitäten auch aktiv einzusetzen. Gewöhnen Sie sich an, den Beckenboden anzuspannen, wenn Sie etwas heben, schieben oder ziehen, um ihn dann anschließend wieder zu lockern. Beim Husten, Niesen oder Räuspern können Sie den Beckenboden ebenfalls zusätzlich anspannen.

FRAGEN SIE EINEN PHYSIOTHERAPEUTEN

Trotz aller oben genannten Übungen und Ratschläge kann es trotzdem vorkommen, dass Sie Probleme wie etwa Inkontinenz bekommen. Nehmen Sie in diesen Fällen Kontakt mit einem qualifizierten Physiotherapeuten auf.

SO TRAINIEREN SIE IHREN BECKENBODEN

- Für ein allgemeines Training der Beckenbodenmuskeln: Die Muskeln zu 50 Prozent anspannen und die Spannung dann 4 Sekunden halten. Die Spannung lösen und 8 Sekunden Pause machen. Diese Übung 10-mal wiederholen.
- Übungen für eine stärkere Kontrolle der Beckenbodenmuskeln: Den Beckenboden langsam auf bis zu 60 Prozent anspannen. Dabei ausatmen. Die Spannung lösen und dann 8 Sekunden Pause machen. Diese Übung 3-mal wiederholen.

TIPPS ZUM BECKENBODENTRAINING

- Nach jedem Anspannen die Spannung in einem Mal und nicht schrittweise lösen.
- Der Beckenboden funktioniert nicht besser, wenn die Übungen mit mehr Kraft ausgeführt werden. Kontrolle und Wohlgefühl stehen im Vordergrund.
- Verkürzen Sie nach jeder Anspannung nicht die Ruhepausen. Die Entspannung ist nämlich wichtig für ein gutes Funktionieren des Beckenbodens.
- Trainieren Sie nicht, wenn Sie gehen oder laufen.
- Probieren Sie, Ihren Beckenboden täglich zu trainieren – 3 x 10 Wiederholungen pro Training; etwa beim Zähneputzen, Duschen, Frühstücken, Fernsehen etc.
- Trainieren Sie Ihren Beckenboden niemals beim Wasserlassen, denn dann ist die Wahrscheinlichkeit einer Blasenentzündung größer als nach dem Wasserlassen.

KRÄFTIGE MUSKELN
CORE

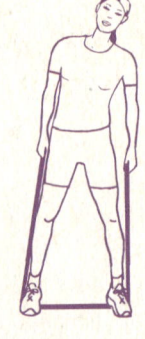

Im zweiten Trimester ist es besonders wichtig, sich auf eine starke Körpermitte zu konzentrieren. Vielleicht spüren Sie bereits, dass die geraden Bauchmuskeln weiter auseinandergegangen sind. Dadurch ist Ihr Körper weniger stabil. Das Core-Training kann die fehlende Stabilität auffangen.

RUDERN

Zur Kräftigung von Rücken, Bauch und Po.

1 Wickeln Sie das Widerstandsband in der Mitte um einen Pfosten oder eine Türklinke und umgreifen Sie das doppelte Band mit beiden Händen an den Enden. Stellen Sie sich etwa 1 Meter vom Pfosten/ von der Türklinke entfernt hin (dabei sollte das Band nicht gespannt sein), wobei Ihr Gesicht zum Pfosten/zur Tür zeigt. Die Füße stehen hüftbreit auseinander und die Knie sind leicht gebeugt.
2 Strecken Sie die Arme auf Schulterhöhe nach vorn. Ziehen Sie in einer Art Ruderbewegung das Band zur rechten Hüfte.
3 Bewegen Sie nun die gestreckten Arme wieder zurück auf Schulterhöhe und machen Sie eine Ruderbewegung nach links. Achten Sie dabei auf Ihre Atmung.

Diese Übung 10- bis 12-mal wiederholen, abwechselnd auf der linken und auf der rechten Seite.

SIDE BENDS

Mit dieser Übung mit Widerstandsband bleibt die Taille gut in Form.

1 Stellen Sie die Füße hüftbreit mittig auf das Band.
2 Greifen Sie die Enden des Bandes und lassen Sie die Arme seitlich am Körper hängen. Sie stehen aufrecht. Achten Sie darauf, dass das Band auf Spannung steht.
3 Führen Sie Ihre Hand am Körper entlang abwechselnd zum einen und zum anderen Knie, indem Sie Ihren Rumpf seitlich beugen. Dabei werden Hüften und Knie nicht bewegt. Es ist also eine kleine Bewegung aus dem Zwerchfell heraus. Schließen Sie eventuell die Augen, um sich auf die Arbeit aus dem Rumpf heraus voll konzentrieren zu können.

Diese Übung 10- bis 12-mal widerholen und zwar abwechselnd zur linken und zur rechten Seite.

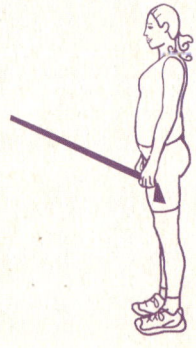

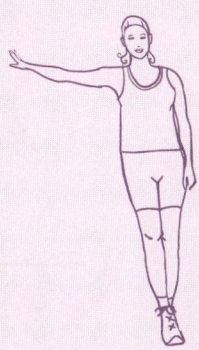

SEITLICHER LIEGESTÜTZ

Mit dieser Übung kräftigen Sie die äußeren schrägen Bauchmuskeln, Gesäß und Rücken.

1 Stellen Sie sich mit der rechten Schulter zur Wand und legen Sie Ihre rechte Hand auf Schulterhöhe gegen die Wand.

2 Treten Sie mit den Füßen einen Schritt von der Mauer ab, damit sich das Gewicht auf den Arm verlagert.

3 Stellen Sie Ihre Füße in einer Linie vor- bzw. hintereinander auf. Rumpf und Beine sollten ebenfalls eine Linie bilden.

4 Bewegen Sie die Hüften ein wenig nach oben und nach unten.

Diese Übung 10- bis 12-mal wiederholen.

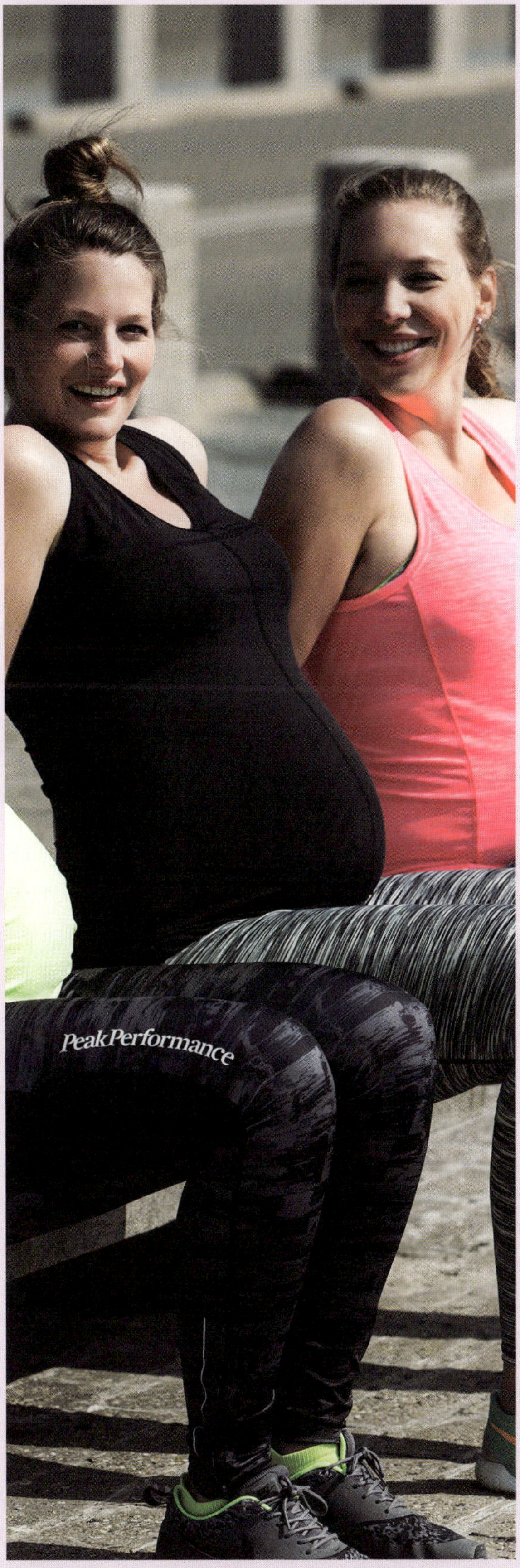

Ernährung im ZWEITEN TRIMESTER

Gibt es bei Ihnen im Betrieb eine Kantine? Dann wählen Sie möglichst die nahrhaften Gerichte, die Energie liefern. Variieren Sie Salate, Suppen und/oder Brot mit leichtem Belag, damit Sie auch nachmittags noch ausreichend Energie haben.

— ❞ ——————

TIPP:

Gehen Sie in der Mittagspause nach draußen. Schon ein kleiner Spaziergang kann Ihrer Energie einen Kick geben. Wenn Sie viel Zeit vor dem Computer verbringen, dann ist es gut, wenn Sie sich zur Abwechslung etwas bewegen.

————⌄———— ❞ —

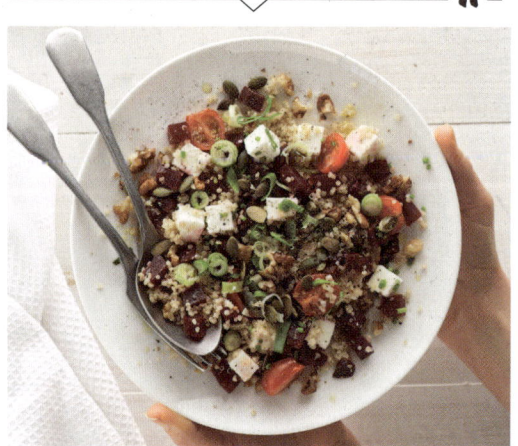

QUINOA-SALAT MIT ROTER BETE UND FETA
für 2 Personen

- 200 g Quinoa, abgebraust und abgetropft
- 2 Knollen Rote Bete, gegart
- 1 Frühlingszwiebel
- 50 g Kirschtomaten, halbiert
- 2 EL Olivenöl
- 2 EL Zitronensaft
- 1 TL Senf
- 50 g Walnusskerne
- 2 EL Kürbiskerne
- 1 EL Schnittlauchröllchen
- 100 g Feta (Schafskäse), gewürfelt
- Salz und frisch gemahlener schwarzer Pfeffer

Die Quinoa gut abbrausen und 10 Minuten garen. Vollständig abkühlen lassen. Die gegarte Rote Bete in Stücke und die Frühlingszwiebel in Ringe schneiden.
Die abgekühlte Quinoa mit der Roter Bete, den Frühlingszwiebel und den Tomaten mischen.
Für das Dressing Olivenöl, Zitronensaft und Senf verrühren.
Die Nüsse, die Kerne und das Dressing unter den Salat mischen und mit Kräutern, Salz und Pfeffer würzen.
Den Salat mit den Feta-Würfeln garnieren.

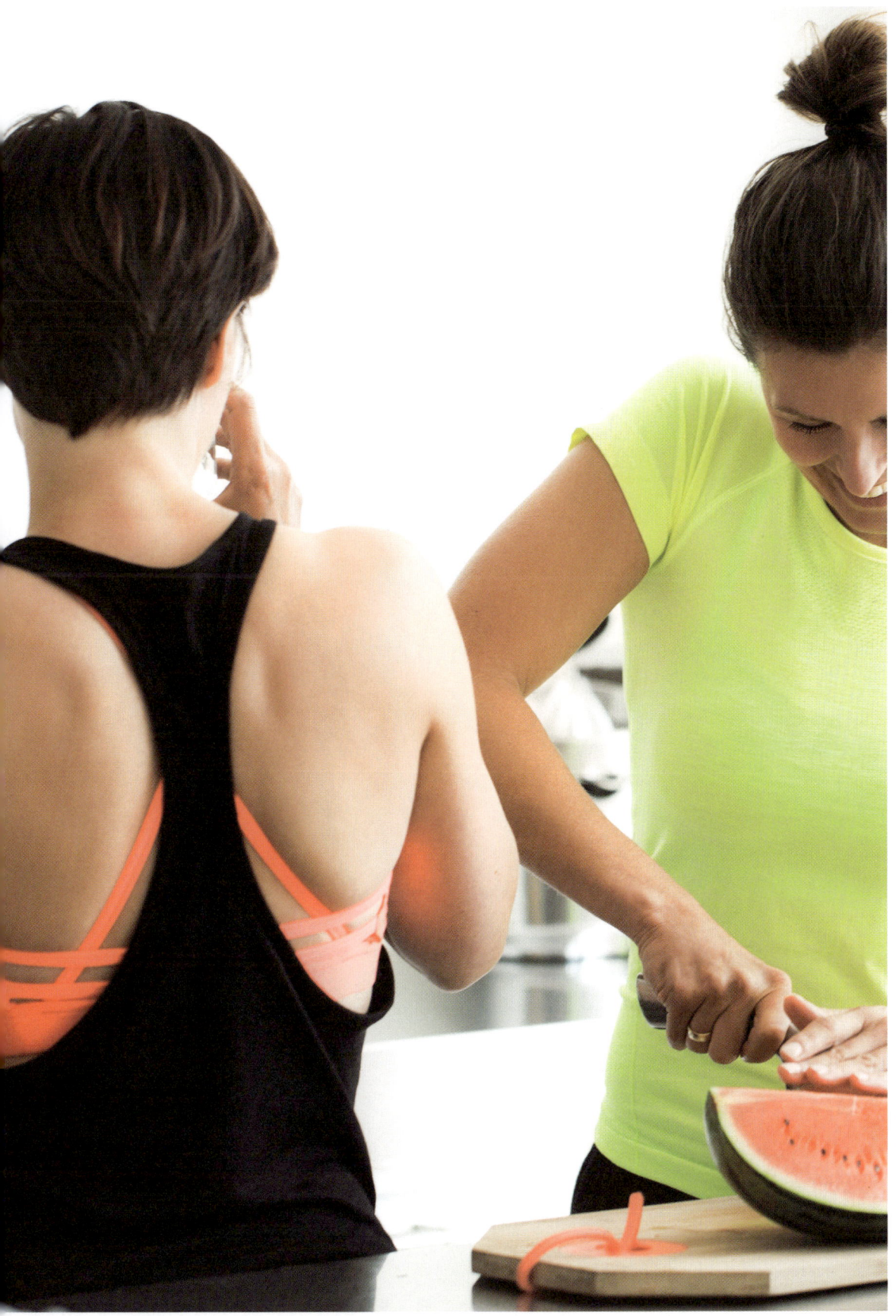

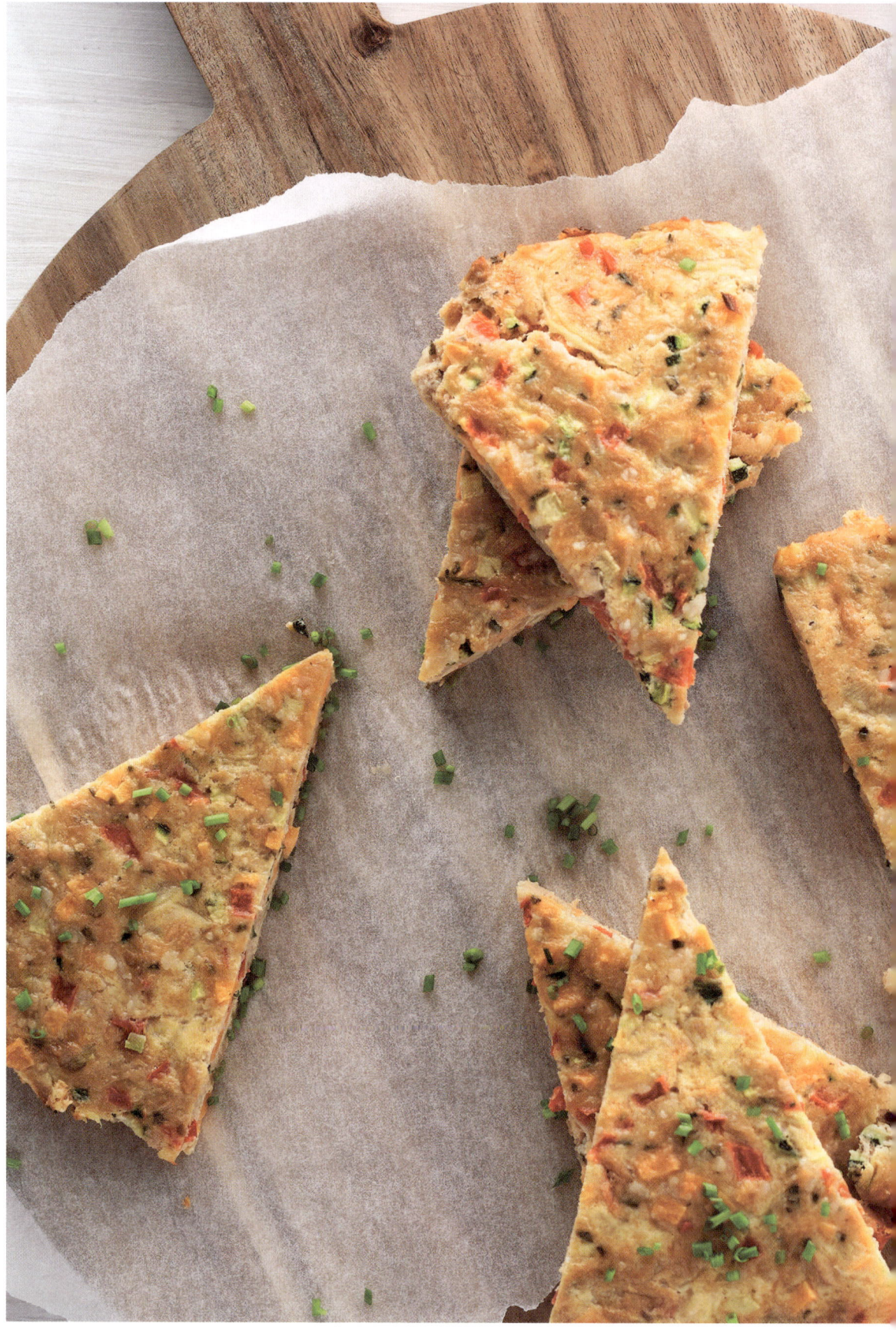

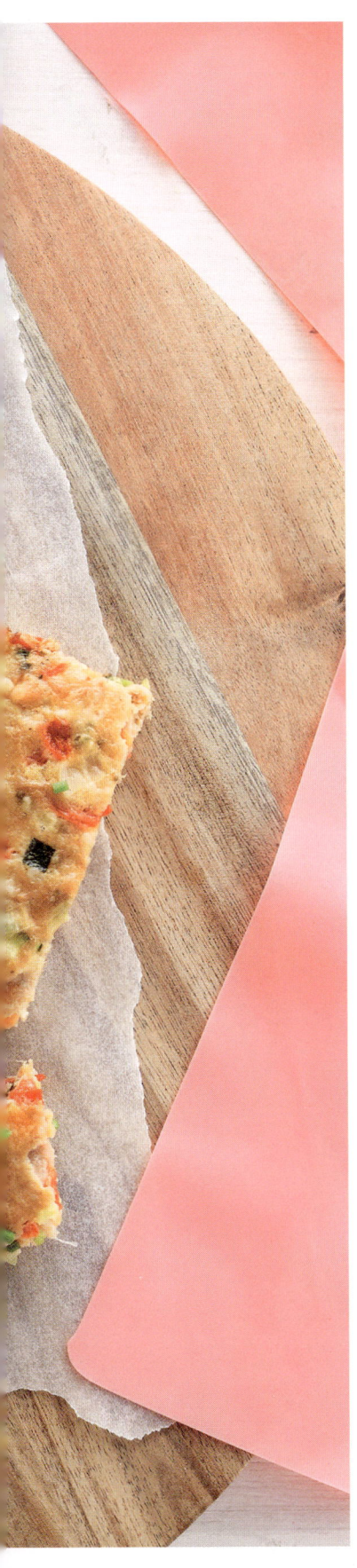

Ernährung im ZWEITEN TRIMESTER

SPANISCHES TORTILLA-OMELETT
FÜR 2 PERSONEN

- Olivenöl
- 1 Zwiebel
- 1 Süßkartoffel
- 1 Paprikaschote
- 1 Zucchini
- 6 Eier
- 2 TL gehackte Petersilie
- Salz und Pfeffer
- 50 g geriebener Käse
- 1 Dose Thunfisch, in Öl

In einer Pfanne etwas Olivenöl erhitzen.
Die Zwiebel schälen und in halbe Ringe schneiden.
Im Öl andünsten.
Die Süßkartoffel schälen und die Paprikaschote ent-
kernen. Die Süßkartoffel, die Paprika und die Zucchini
in kleine Würfel schneiden und zu den Zwiebeln geben.
Die Eier mit der Petersilie verquirlen und mit Salz und
Pfeffer würzen.
Den geriebenen Käse und den Thunfisch untermischen.
Die Ei-Mischung über die Süßkartoffel und das Gemüse
gießen.
Den Deckel auflegen und die Tortilla bei schwacher Hitze
backen, bis die Ei-Masse gestockt ist.
Sobald die Oberseite der Tortilla gestockt ist, einen
flachen Teller neben die Pfanne stellen. Die Tortilla auf
den Teller stürzen und umgedreht zurück in die Pfanne
gleiten lassen.
Die Tortilla dann auf einen flachen Teller stürzen, kurz
abkühlen lassen und in Tortenstücke schneiden.

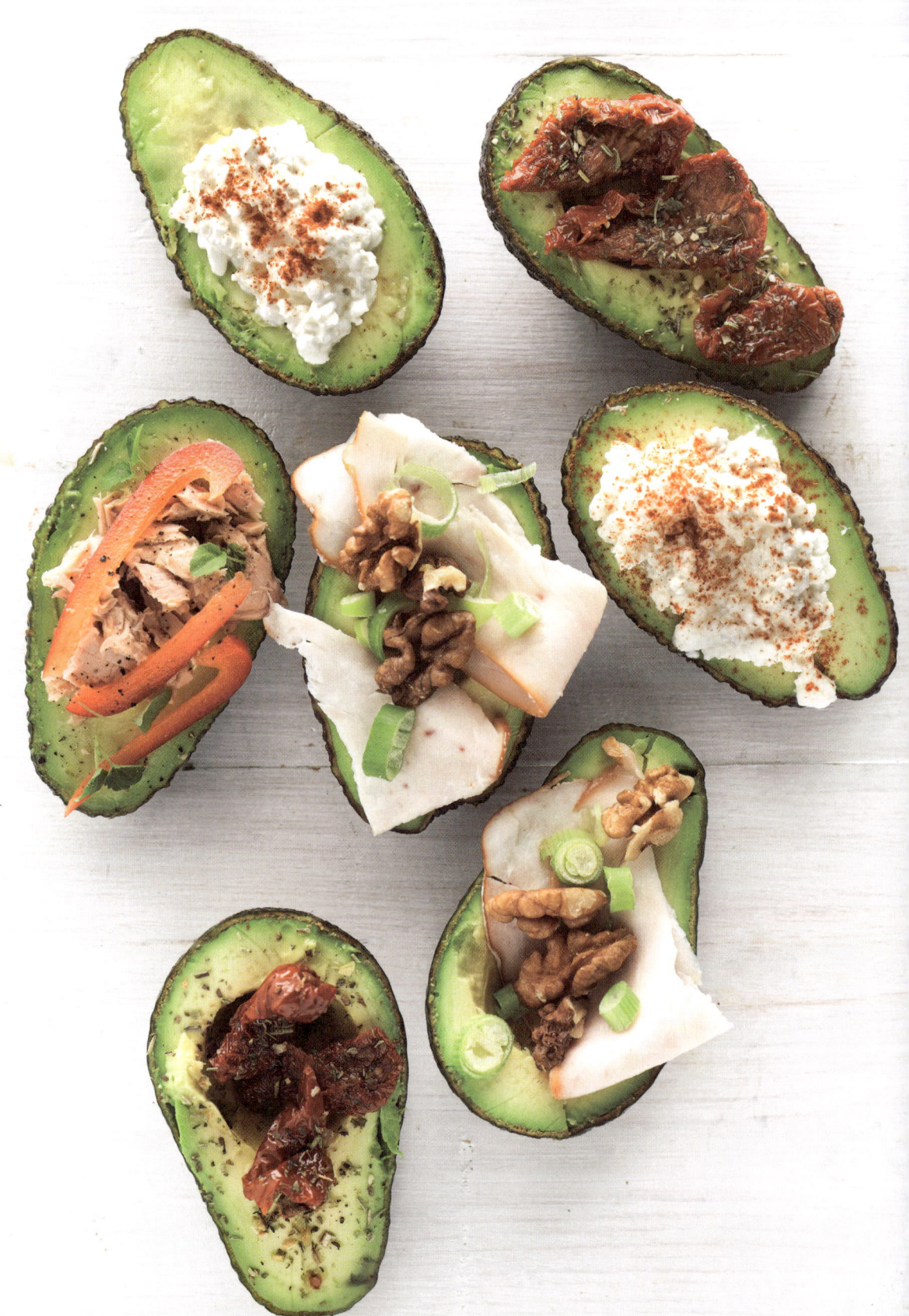

ERNÄHRUNG im ZWEITEN TRIMESTER

TOAST MIT AVOCADO
Für 2 Personen

- 2 Brotscheiben, geröstet
- 1 (reife) Avocado
- 1 kleine Handvoll Granatapfelkerne
- 1 kleine Handvoll Pistazienkerne
- Salz und frisch gemahlener
  schwarzer Pfeffer

Die Avocado schälen, entsteinen,
zerdrücken und die Brotscheiben
damit bestreichen.
Die Granatapfelkerne und Pistazienkerne
über die Brote verteilen und mit Salz und
Pfeffer würzen.

> DIE AVOCADO IMMER ERST KURZ VOR DEM SERVIEREN ZUBEREITEN

AVOCADO-VARIATIONEN

Die Avocado in der Mitte durch-
schneiden und den Stein entfernen.
Mit etwas Zitronensaft beträufeln,
damit sich die Schnittflächen nicht
braun verfärben.
Die Avocado nach Wahl belegen.
Die Avocado immer erst kurz vor dem
Servieren zubereiten.

AVOCADO MIT HÜTTENKÄSE

- 1 reife Avocado
- 1 Spritzer Zitronensaft
- 2 EL Hüttenkäse
- 1 TL Paprikapulver
- Meersalz

AVOCADO MEDITERRAN

- 1 reife Avocado
- 1 Spritzer Zitronensaft
- 6 getrocknete Tomaten
- 2 TL italienische Kräuter
- 1 Spritzer Olivenöl

AVOCADO MIT GERÄUCHERTEM HÄHNCHEN

- 1 reife Avocado
- 1 Spritzer Zitronensaft
- einige Scheiben geräuchertes Hähnchen
- Frühlingszwiebel
- Walnusskerne

Schwanger sein in... JAPAN

• Japanische Schwangere gehen für die Untersuchungen nur zum Gynäkologen. Hebammen gibt es dort nicht.

• In Japan essen auch Schwangere Sushi, aber das ist dann auch ganz frisch!

• Einem alten japanischen Aberglauben zufolge sollten Frauen während der Schwangerschaft Bauch und Füße warm halten, damit sich das Baby nicht erkältet. Also tragen sie Socken und zwei Lagen Kleidung oder legen sich eine Decke über den Bauch. Auch im Sommer!

• Traditionell tragen Frauen gegen Ende der Schwangerschaft das Hara Obi, eine Art Bauchband aus Stoff. Inzwischen werden auch moderne Varianten angeboten, etwa hübsche Spitzenbänder oder Bänder mit Klettverschluss.

• In Japan bleiben Frauen nach der Geburt 5 bis 8 Tage im Krankenhaus, um sich von der Entbindung zu erholen. Ihnen wird empfohlen, im ersten Monat zu Hause zu bleiben. Allerdings vertrauen immer mehr Frauen auf ihre Intuition.

> IF IT DOESN'T CHALLENGE YOU, IT DOESN'T CHANGE YOU!

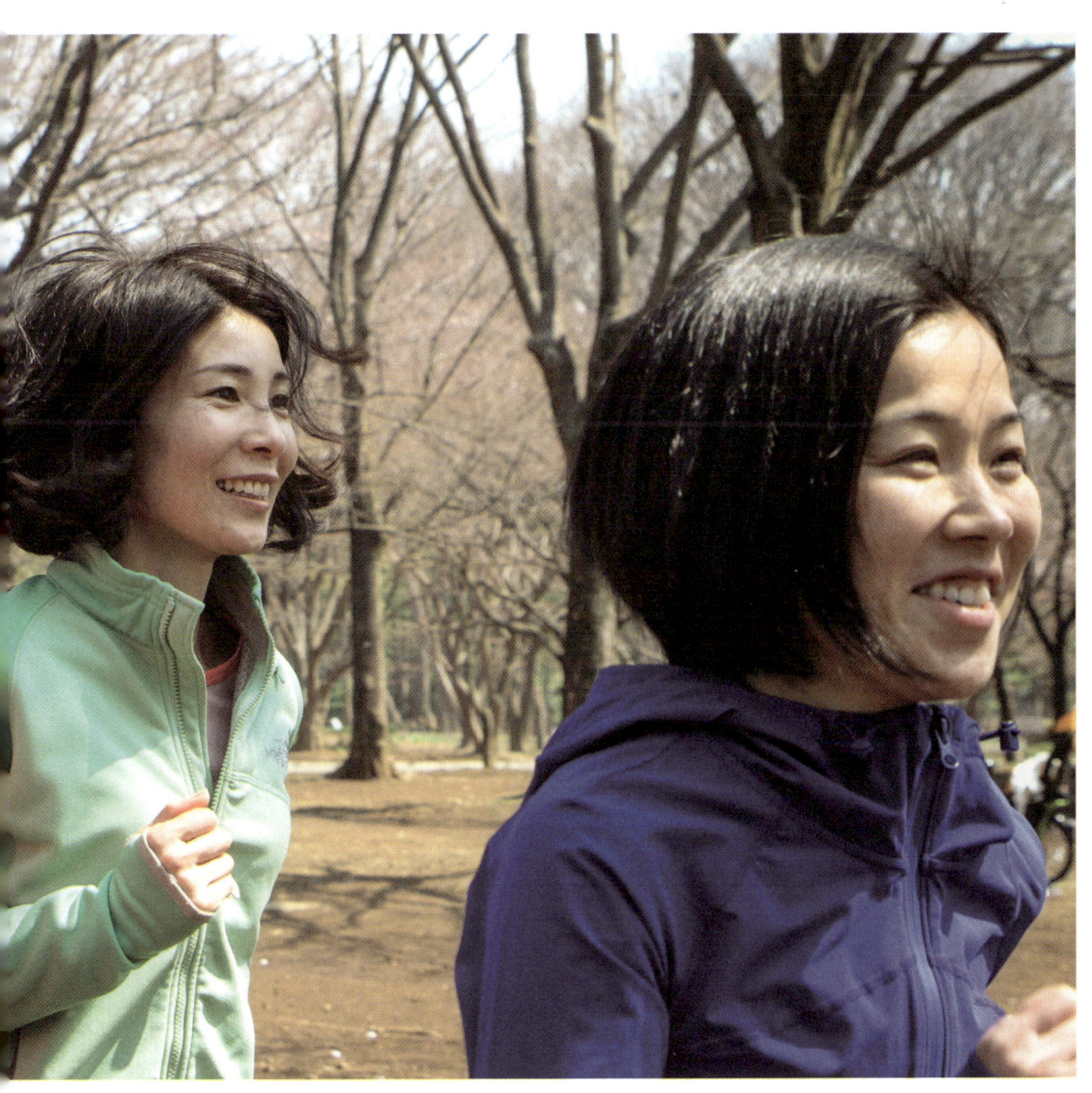

Woche 13

JETZT IST IHR KIND UNGEFÄHR 9 CM GROSS!
Das erste Trimester ist geschafft!

MONTAG
....
....

DIENSTAG
....
....

MITTWOCH
....
....

DONNERSTAG
....
....

FREITAG
....
....

SAMSTAG
....
....

SONNTAG
....
....

BAUCHUMFANG.
....

GEWICHT:
....
....

hier AUS-FÜLLEN

TO-DO:

DAS SCHÖNSTE ERLEBNIS DES TAGES:

MOTTO DER WOCHE:

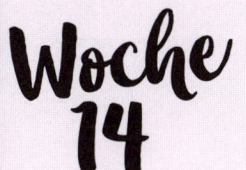

Woche 14

DATUM: .... TAG: ....
JETZT IST IHR KIND UNGEFÄHR 9 CM GROSS!

MONTAG

DIENSTAG

MITTWOCH

DONNERSTAG

FREITAG

SAMSTAG

SONNTAG

BAUCHUMFANG:

GEWICHT:

NOTIZEN

Woche 15

JETZT IST IHR KIND UNGEFÄHR 12 CM GROSS!

hier
AUS-
FÜLLEN

MONTAG
....
....

DIENSTAG
....
....

MITTWOCH
....
....

DONNERSTAG
....
....

FREITAG
....
....

SAMSTAG
....
....

SONNTAG
....
....

BAUCHUMFANG:
....

GEWICHT:
....
....

TO-DO:
....
....
....
....
....
....

DAS SCHÖNSTE ERLEBNIS DES TAGES:
....
....
....
....
....

MOTTO DER WOCHE:

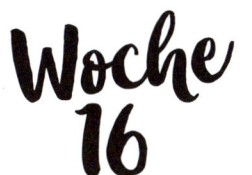

Woche 16

DATUM: .... TAG: ....

JETZT IST IHR KIND UNGEFÄHR 15 CM GROSS!

MONTAG

....

....

DIENSTAG

....

....

MITTWOCH

....

....

DONNERSTAG

....

....

FREITAG

....

....

SAMSTAG

....

....

SONNTAG

....

....

BAUCHUMFANG:

....

GEWICHT:

....

....

....

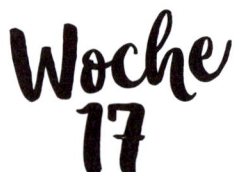

Woche 17

JETZT IST IHR KIND UNGEFÄHR 18 CM GROSS!
Weiter geht's!

MONTAG

DIENSTAG

MITTWOCH

DONNERSTAG

FREITAG

SAMSTAG

SONNTAG

BAUCHUMFANG:

GEWICHT:

hier
**AUS-
FÜLLEN**

TO-DO:

DAS SCHÖNSTE ERLEBNIS DES TAGES:

MOTTO DER WOCHE:

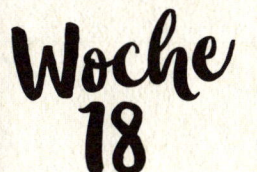
Woche 18

MONTAG
....
....

DIENSTAG
....
....

MITTWOCH
....
....

DONNERSTAG
....
....

FREITAG
....
....

SAMSTAG
....
....

SONNTAG
....
....

BAUCHUMFANG:
....

GEWICHT:
....
....

NOTIZEN
....
....
....
....
....
....
....
....
....
....
....
....
....
....
....
....
....
....
....
....
....
....
....
....
....

Woche 19

JETZT IST IHR KIND UNGEFÄHR 22 CM GROSS!
Dicker Bauch?

MONTAG

....
....

DIENSTAG

....
....

MITTWOCH

....
....

DONNERSTAG

....
....

FREITAG

....
....

SAMSTAG

....
....

SONNTAG

....
....

BAUCHUMFANG:

....
....

GEWICHT:

....
....

hier AUS-FÜLLEN

TO-DO:

....
....
....
....
....
....

DAS SCHÖNSTE ERLEBNIS DES TAGES:

....
....
....
....
....

MOTTO DER WOCHE:

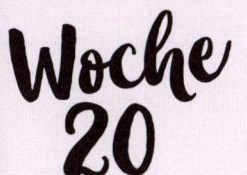

Woche 20

JETZT IST IHR KIND UNGEFÄHR 24 CM GROSS!
Ultraschall in der 20. Woche. Viel Glück!

MONTAG
....

....

DIENSTAG
....

....

MITTWOCH
....

....

DONNERSTAG
....

....

FREITAG
....

....

SAMSTAG
....

....

SONNTAG
....

....

BAUCHUMFANG:
....

GEWICHT:
....

....

....

NOTIZEN

Woche 21

JETZT IST IHR KIND UNGEFÄHR 26 CM GROSS!
Legen Sie einen Verwöhntag nur für sich selbst ein!

MONTAG

DIENSTAG

MITTWOCH

DONNERSTAG

FREITAG

SAMSTAG

SONNTAG

BAUCHUMFANG:

GEWICHT:

hier AUS-FÜLLEN

TO-DO:

DAS SCHÖNSTE ERLEBNIS DES TAGES:

MOTTO DER WOCHE:

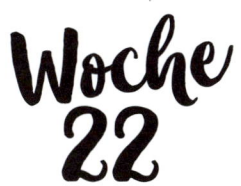

JETZT IST IHR KIND UNGEFÄHR 28 CM GROSS!

MONTAG

DIENSTAG

MITTWOCH

DONNERSTAG

FREITAG

SAMSTAG

SONNTAG

BAUCHUMFANG:

GEWICHT:

NOTIZEN

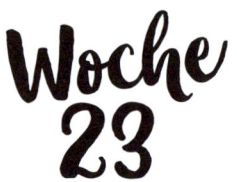

Woche 23

JETZT IST IHR KIND UNGEFÄHR 30 CM GROSS!
Sie halten sich fantastisch! Weiter so!

MONTAG

....
....

DIENSTAG

....
....

MITTWOCH

....
....

DONNERSTAG

....
....

FREITAG

....
....

SAMSTAG

....
....

SONNTAG

....
....

BAUCHUMFANG:

....

GEWICHT:

....
....

hier AUS-FÜLLEN

TO-DO:

....
....
....
....
....
....

DAS SCHÖNSTE ERLEBNIS DES TAGES:

....
....
....
....

MOTTO DER WOCHE:

Woche 24

JETZT IST IHR KIND UNGEFÄHR 32 CM GROSS!

MONTAG
....
....
....

DIENSTAG
....
....
....

MITTWOCH
....
....
....

DONNERSTAG
....
....
....

FREITAG
....
....
....

SAMSTAG
....
....
....

SONNTAG
....
....
....

BAUCHUMFANG:
....

GEWICHT:
....
....

NOTIZEN
....
....
....
....
....
....
....
....
....
....
....
....
....
....
....
....
....
....
....
....
....
....
....
....

Woche 25

JETZT IST IHR KIND UNGEFÄHR 33 CM GROSS!

hier AUS-FÜLLEN

MONTAG

....

....

DIENSTAG

....

....

MITTWOCH

....

....

DONNERSTAG

....

....

FREITAG

....

....

SAMSTAG

....

....

SONNTAG

....

....

BAUCHUMFANG:

....

....

GEWICHT:

....

....

TO-DO:

DAS SCHÖNSTE ERLEBNIS DES TAGES:

MOTTO DER WOCHE:

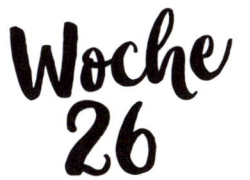

Woche 26

JETZT IST IHR KIND UNGEFÄHR 34 CM GROSS!

Das zweite Trimester ist fast vorbei!

MONTAG

DIENSTAG

MITTWOCH

DONNERSTAG

FREITAG

SAMSTAG

SONNTAG

BAUCHUMFANG:

GEWICHT:

NOTIZEN

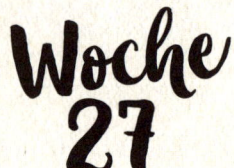

Woche 27

JETZT IST IHR KIND UNGEFÄHR 35 CM GROSS!

MONTAG
....
....

DIENSTAG
....
....

MITTWOCH
....
....

DONNERSTAG
....
....

FREITAG
....
....

SAMSTAG
....
....

SONNTAG
....
....

BAUCHUMFANG:
....

GEWICHT:
....
....

hier AUS-FÜLLEN

TO-DO:

DAS SCHÖNSTE ERLEBNIS DES TAGES:

MOTTO DER WOCHE:

Das dritte TRIMESTER

Nun beginnt für Sie das letzte Trimester Ihrer Schwangerschaft, das von der 28. bis zur 40. Woche (und manchmal auch bis zur 42. Woche) dauert. Im sechsten Monat der Schwangerschaft ist Ihr Bauch schon kräftig gewachsen und Sie können aller Welt stolz zeigen, dass Sie schwanger sind. Auch wenn Ihr Körper sich verändert, möchten Sie sich wohlfühlen und können etwas zusätzliche Energie gut gebrauchen. Um auch die letzten Monate der Schwangerschaft so angenehm wie möglich zu überstehen, ist es sehr empfehlenswert, auch weiterhin Sport zu treiben und gut auf die Ernährung zu achten. Sie können die Übungen aus diesem Buch bis zum Ende der Schwangerschaft machen, damit Sie topfit für die Geburt sind.

In den letzten vier bis sechs Wochen der Schwangerschaft können Sie die freie Zeit während Ihres Mutterschaftsurlaubes genießen. Auch wenn Sie sich dann zentnerschwer fühlen, sorgt ausreichend Bewegung für Wohlgefühl. Sie sollten es nun etwas ruhiger angehen lassen. Schließlich möchten Sie zur Geburt gern fit und ausgeruht sein. Ein Vorteil des Mutterschaftsurlaubes ist, dass Sie nun auch tagsüber das Workout einplanen können.

Ich weiß aus Erfahrung, dass man sehr diszipliniert sein muss, um weiter Sport zu treiben, aber ich weiß auch, dass Sport in den letzten Wochen der Schwangerschaft eine ungemein angenehme und positive Erfahrung sein kann.

Was passiert
IN IHREM KÖRPER?

Ihr Körper verändert sich nun spürbar und die zusätzlichen Kilo, die Sie mit sich herumschleppen müssen, sind an sich schon sportliche Betätigung genug. Alle Achtung, Sie leisten Großartiges! Im letzten Trimester der Schwangerschaft wächst Ihr Baby auf sein gesamtes Geburtsgewicht heran. Es ist also gut, wenn Ihr Körper in Topform bleibt. Nachfolgend stelle ich Ihnen verschiedene körperliche Veränderungen vor, mit denen Sie in den letzten Monaten der Schwangerschaft rechnen müssen.

VERÄNDERUNG DER FIGUR

Schon im Kapitel über das zweite Trimester erklärte ich, wie wichtig es ist, die richtige Haltung einzunehmen. Je stärker Ihr Bauch sich nach vorn schiebt, desto ausgeprägter wird das Hohlkreuz. Dadurch leiden Sie schneller unter Rückenschmerzen, vor allem im Stehen. Deshalb sollten Sie regelmäßig die Haltungskontrolle machen, die auf Seite 42 beschrieben ist. Sie hilft Ihnen, mögliche Kreuzschmerzen zu vermeiden. Außerdem können der immer dicker werdende Bauch und das sich lockernde Becken dazu führen, dass Sie etwas schwankend gehen. Vor allem wenn das Baby sich gesenkt hat, wird es immer mühsamer, die Füße locker anzuheben. Vielleicht fallen Ihre Spaziergänge deshalb etwas kürzer aus. Sträuben Sie sich nicht dagegen, sondern hören Sie auf Ihren Körper. Sie können alles, was Ihnen nicht zu viel Mühe bereitet, weiter tun, doch sollten Sie Ihre sportlichen Aktivitäten notfalls anpassen.

SCHLAFEN

Viele Schwangere schlafen nun schlechter. Es ist schwer zu sagen, warum das so ist, aber wahrscheinlich liegt es an den hormonellen Veränderungen, dem veränderten Körper, dem ständigen Drang zum Wasserlassen und an Beschwerden wie Magensäure oder Krämpfen im Bein. Sorgen Sie sich nicht zu viel. Achten Sie auf ausreichend Bewegung, möglichst im Freien. Machen Sie einen Abendspaziergang und entspannen Sie sich vor dem Schlafengehen. Es ist wichtig, dass Sie bequem liegen. Legen Sie eventuell ein Kissen zwischen die Beine.

AUSSER ATEM

In den letzten Wochen der Schwangerschaft werden Sie wahrscheinlich schneller außer Puste sein. Wenn Sie nach dem Treppensteigen nach Luft schnappen, meinen Sie, Ihre Kondition habe den Nullpunkt erreicht. Aber keine Angst – die harte Arbeit der letzten Monate macht sich nun bezahlt. Das Baby wird immer größer und auch Ihre Gebärmutter hat inzwischen ihre 20-fache Größe erreicht. Kein Wunder, dass die Gebärmutter immer stärker gegen die Rippen drückt. Lungen und Atmung hatten bereits mit dem Hormon Relaxin zu kämpfen, und jetzt haben die Lungen noch weniger Platz zum Atmen. Und so sind Sie auch schneller aus Atem. Auch superfitte Schwangere müssen sich daran gewöhnen. In dem Moment, in dem Ihr Baby tief ins Becken sackt, werden Sie merken, wie Sie plötzlich wieder mehr Luft bekommen, weil die Lungen mehr Platz haben.

ERHÖHTER HERZSCHLAG

Ich erwähnt bereits, dass im ersten Trimester der Schwangerschaft durch die größere Blutmenge Ihr Herzschlag steigt. Diese wird gebraucht, damit das Baby gesund wachsen kann. Im Verlauf der Schwangerschaft wird der Herzschlag noch weiter steigen: Im dritten Trimester liegt er bestimmt 15 Schläge pro Minute höher als vor der Schwangerschaft. Zusammen mit dem Extragewicht, das Sie mit sich herumschleppen, braucht Ihr Körper zusätzlich Sauerstoff. Darum wird es immer mühsamer, weiter Sport zu treiben. Das sollten Sie nicht als Versagen sehen! Ihr Körper muss für die geringere Intensivität genauso schwer wie vorher arbeiten. Ihre Kondition bleibt erhalten.

GEWICHTSZUNAHME

Im dritten Trimester nehmen Sie durchschnittlich noch einmal fünf Kilo zu. Bleiben Sie ruhig: Diese landen nicht komplett auf Hüfte und Po. Ihr Baby speichert in den letzten Monaten immer mehr Fett, um bald außerhalb des Bauches gut überleben zu können. Am Ende der Schwangerschaft haben Sie etwa 10 bis 15 Kilo zugenommen; Sie werden überrascht sein, wie groß Ihr Bauch werden kann. Sport im dritten Trimester hilft Ihnen ganz bestimmt dabei, das Gewicht gut zu (er-)tragen. Sport ist hilfreich, um nach der Geburt rasch wieder zum alten Gewicht zurückzukehren.

WADENKRÄMPFE

Wenn Sie endlich eine angenehme und bequeme Haltung gefunden haben und in tiefen Schlaf gefallen sind, dann können Sie gegen Ende der Schwangerschaft unvermittelt von heftigen Wadenkrämpfen geplagt werden. Diese lästigen Krämpfe, die auch beim Sport – oder beim Sex – plötzlich auftreten, sind in der Schwangerschaft weitaus häufiger. Das liegt daran, dass Schwangere schneller unter Kalzium- und Magnesiummangel leiden.

Ein Krampf kann ganz schön unangenehm sein, ist aber nicht besorgniserregend. Wenn Sie häufiger Last damit haben, sollten Sie darauf achten, ausreichend Kalzium zu sich zu nehmen. In Absprache mit Ihrer Hebamme oder Ihrem Arzt können Sie eventuell Kalzium- oder Magnesiumtabletten einnehmen. Den Krämpfen im Bein können Sie vorbeugen, indem Sie sich vor dem Schlafengehen gut entspannen, z. B. mit einer warmen Dusche. Wenn Sie häufiger Krämpfe bekommen, dann massieren Sie Ihre Beine oder machen Sie sich eine heiße Wärmflasche. Dehnen Sie Ihre Beine oder laufen Sie ein Stück.

WADENKRÄMPFE VERMEIDEN

Damit nachts möglichst keine Krämpfe auftreten, machen Sie vor dem Schlafengehen folgende Übungen:

- Dehnen Sie zuerst den Wadenmuskel. Gehen Sie mit geschlossenen Beinen leicht in die Knie. Dann machen Sie sich ganz lang und stellen sich auf die Zehenspitzen.
- Diese Übung wiederholen Sie mindestens 5-mal. So fördern Sie die Durchblutung des Wadenmuskels.
- Wenn wieder ein Krampf auftritt, strecken Sie das Bein und ziehen Sie die Zehen an. Das entspannt den Wadenmuskel.

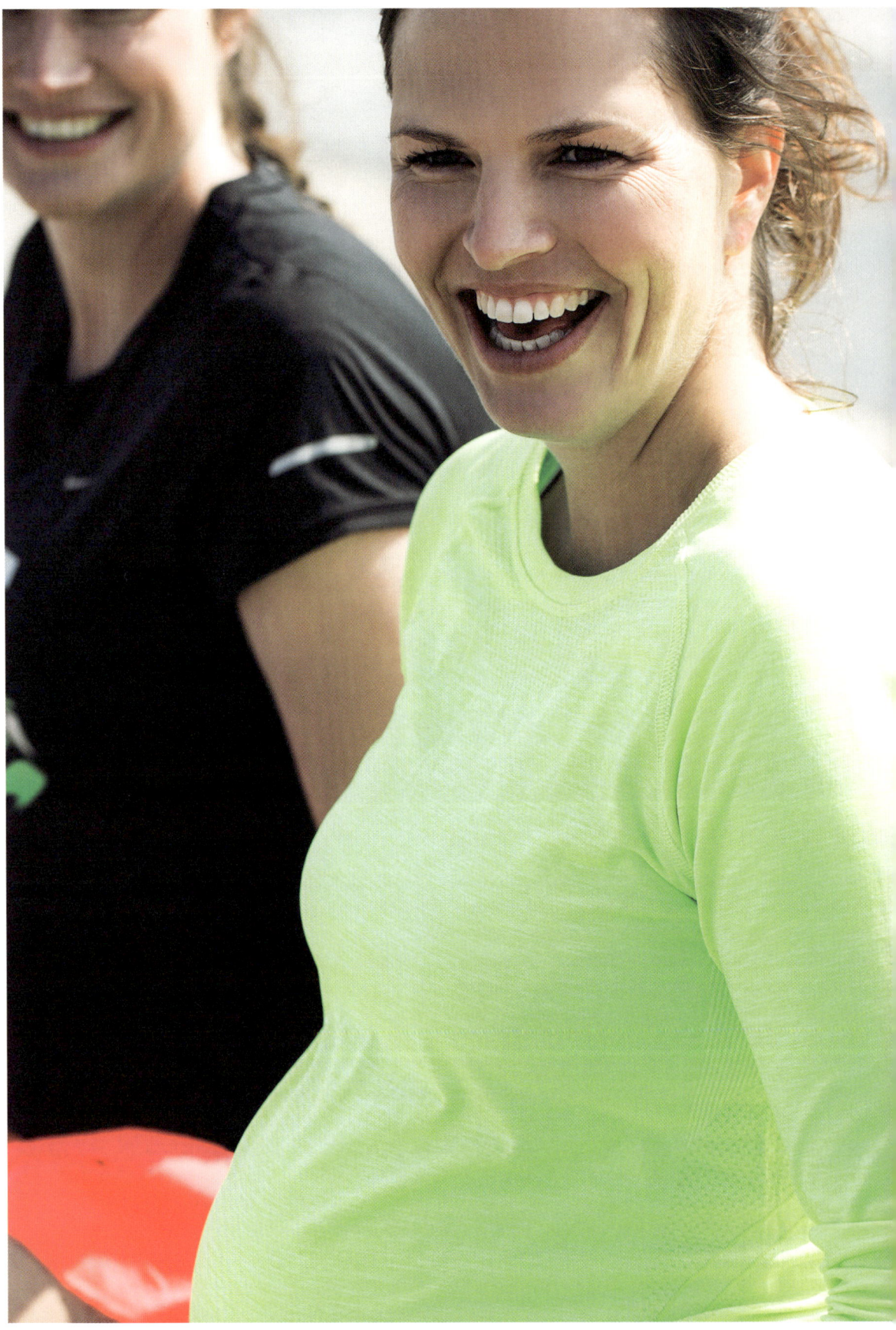

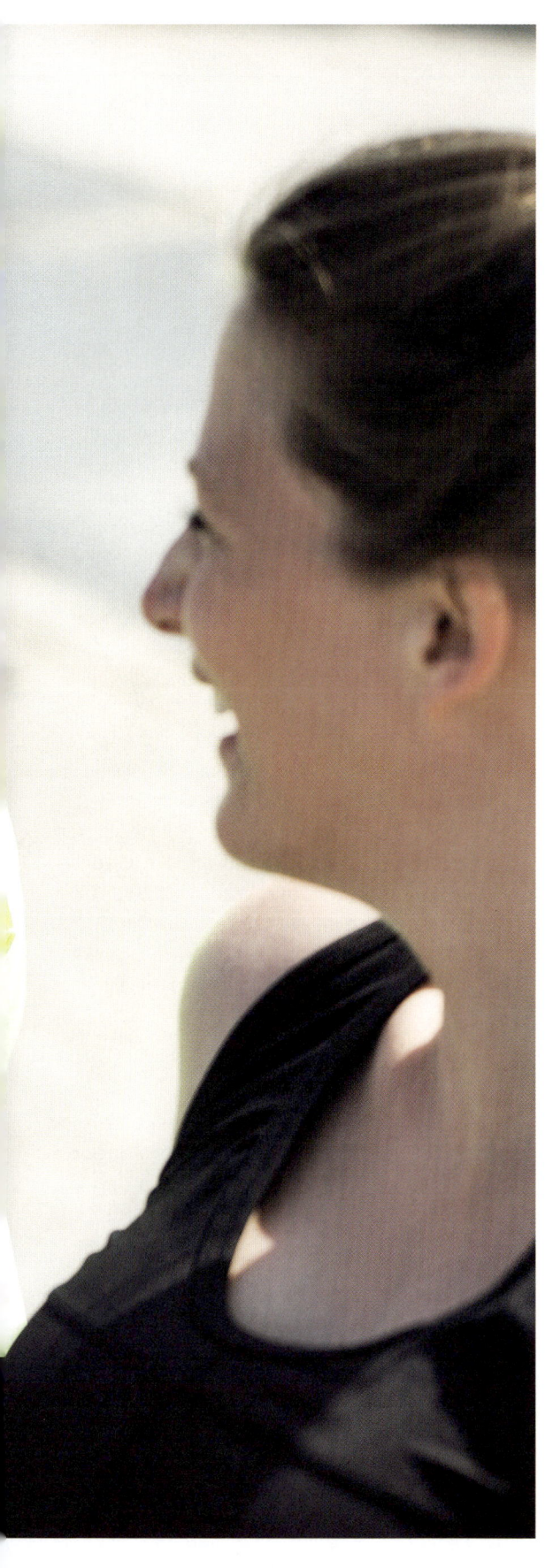

LIFE IS SO MUCH EASIER WHEN *you just* CHILL *Out*

SPORT im DRITTEN TRIMESTER

Wenn Sie im letzten Trimester weiter Sport treiben und sich gesund ernähren, behalten Sie Ihre Kondition und werden in den letzten Wochen nicht mehr viel zunehmen. So sind Sie für die Geburt bestens gerüstet.

Verschiedene Untersuchungen haben gezeigt, dass sportliche Aktivität bis und im letzten Trimester der Schwangerschaft die Entbindungszeit verkürzen kann. Durch das Training haben Sie auf jeden Fall Durchhaltevermögen entwickelt und das hilft Ihnen, die Geburt möglichst gut zu überstehen. Grund genug, um auch im letzten Trimester Ihrer Schwangerschaft weiterhin aktiv zu bleiben.

Jede noch so kleinste Aktivität sorgt für ein gesundes Herz und reichlich Durchhaltevermögen, das Sie dringend brauchen, je näher der große Tag rückt. Durch Sport können Sie auch lästige Schwangerschaftsbeschwerden – wie etwa Verstopfung oder Müdigkeit – auf Abstand halten.

Allerdings müssen Sie in den letzten Monaten Ihre sportlichen Aktivitäten Ihrem momentanen Zustand anpassen. Da die Gelenke immer lockerer werden, erhöht sich auch die Verletzungsgefahr. Sie sollten also alle Sportarten, bei denen viele abrupte Bewegungen gemacht werden, momentan besser meiden. Empfehlenswert sind stattdessen die Cardio-Workouts und verschiedene Übungen für das dritte Trimester.

Auch wenn Sie in den letzten Wochen der Schwangerschaft nicht mehr so beweglich und schnell wie vorher sind, so leistet Ihr Körper trotzdem Schwerstarbeit. Nun ist die Gelegenheit, sich bei Ihrem Körper für seine Hochleistungen in den letzten Monaten zu bedanken. Respektieren Sie es, dass Sie für kurze Zeit nicht mehr alles können. Denken Sie daran, dass der momentane Zustand zeitlich begrenzt ist und dass Sie bald dafür belohnt werden.

Wenn Sie die 40 Wochen schon überschritten haben, dann können Sie in Absprache mit der Hebamme oder dem Gynäkologen ruhig weiter Sport treiben. Ein täglicher Spaziergang bringt Sie auf andere Gedanken und verkürzt die Wartezeit. Ich rate Ihnen aber, keine Marathon-Spaziergänge mehr zu unternehmen oder lange Übungseinheiten an einem Stück zu machen.

CARDIO-FITNESS

Trainieren Sie nach den verschiedenen Cardio-Programmen für Sportanfängerinnen oder geübte Sportlerinnen aus den vorhergehenden Trimestern (siehe Seiten 34 und 78).

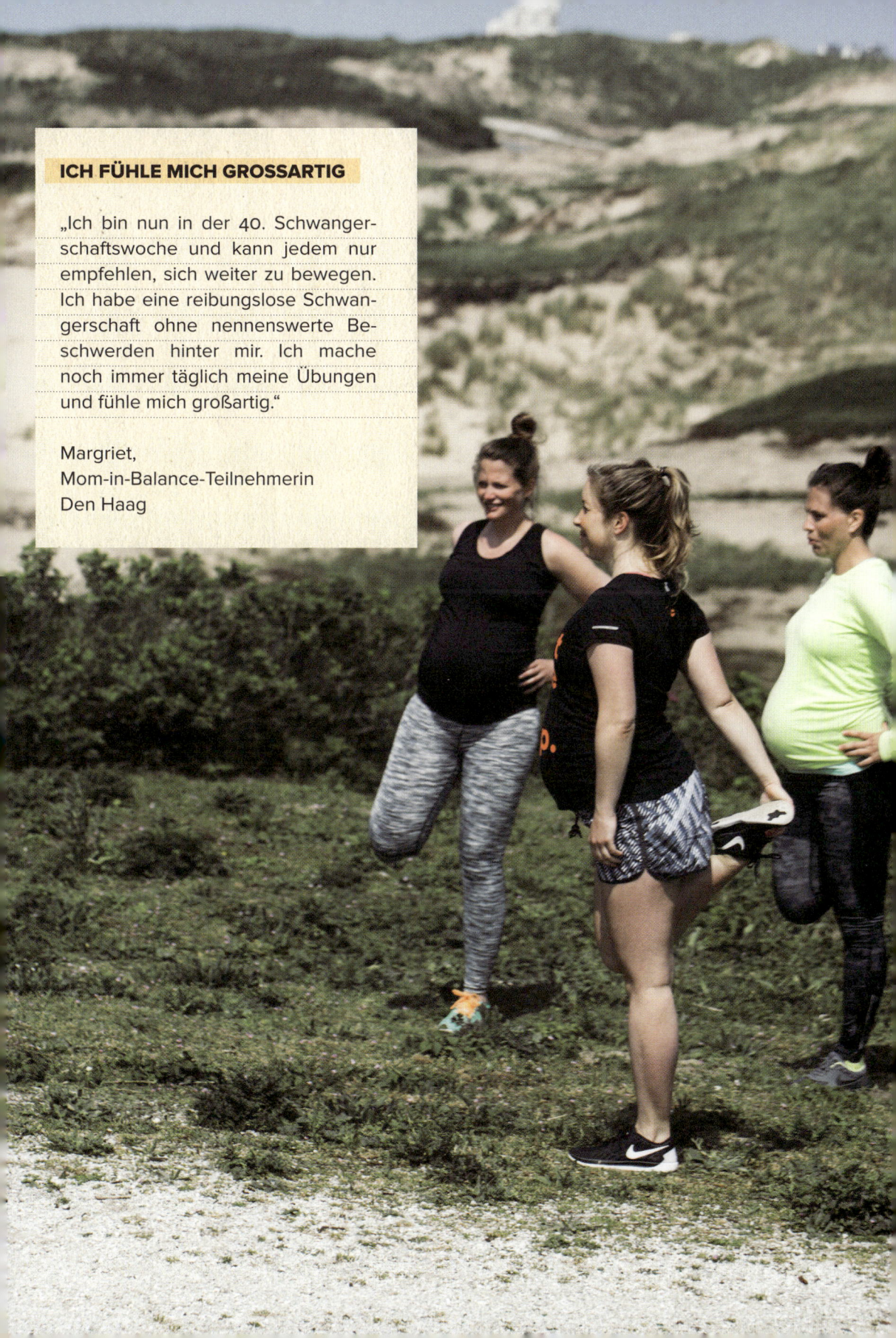

ICH FÜHLE MICH GROSSARTIG

„Ich bin nun in der 40. Schwangerschaftswoche und kann jedem nur
empfehlen, sich weiter zu bewegen.
Ich habe eine reibungslose Schwangerschaft ohne nennenswerte Beschwerden hinter mir. Ich mache
noch immer täglich meine Übungen
und fühle mich großartig."

Margriet,
Mom-in-Balance-Teilnehmerin
Den Haag

Das Ziel vor Augen!

Sportanfän-gerinnen

Wenn Sie im ersten und im zweiten Trimester noch keinen Sport gemacht haben, dann können Sie nun – in Absprache mit Ihrer Hebamme oder Ihrem Gynäkologen – immer noch loslegen. Auch im dritten Trimester können Sie mit den Übungen und den Cardio-Workouts aus diesem Buch starten. Lassen Sie es ruhig angehen und hören Sie gut auf Ihren Körper!

GEHEN/WALKEN

Gehen bzw. walken ist ideal, wenn Sie im dritten Trimester noch mit einem Fitness-programm beginnen möchten. Es liefert jede Menge Energie und sorgt für eine gute Kondition.

WALKING-PROGRAMM

Versuchen Sie, in den ersten Wochen in eine gewisse Routine zu kommen und täglich 10 Minuten am Stück zu gehen bzw. zu walken. Wenn Sie das zwei Wochen hintereinander gemacht haben, dann gehen Sie über zum Walking-Programm für Sportanfängerinnen, das im ersten Trimester beschrieben wird (siehe Seite 23).

SCHWIMMEN

Sie können auch jetzt noch mit einem Schwimmtraining starten. Schwimmen be-lastet kaum Ihre Gelenke und im Wasser werden Sie sich pudelwohl fühlen.

SCHWIMMPROGRAMM

Zum Aufwärmen schwimmen Sie immer erst 5 bis 10 Minuten in langsamem Schwimmtempo (in einem 25-Meter-Bad schwimmen Sie 2 bis 4 Bahnen). Bei den ersten drei Schwimmterminen halten Sie sich an folgendes Schema:

- 2 Bahnen schwimmen, 2 Minuten ruhen
- 2 Bahnen schwimmen, 2 Minuten ruhen
- 4 Bahnen schwimmen, 3 Minuten ruhen
- 2 Bahnen schwimmen, 2 Minuten ruhen
- 2 Bahnen schwimmen, 2 Minuten ruhen
- 2 Bahnen in langsamem Tempo schwimmen

Bei diesem Workout schwimmen Sie 16 bis 18 Bahnen (inklusive Aufwärmphase) in etwa 20 Minuten.

GEÜBTE SPORTLERINNEN

Sie können mit dem Training weitermachen, solange Sie sich wohlfühlen. Es ist jedoch wichtig, dass Sie auf Ihren Körper hören, also passen Sie die Intensität des Trainings entsprechend an.

WALKEN UND JOGGEN

Gehen bzw. walken ist noch immer eines der besten Workouts, das Sie nun machen können. Wenn Ihr Spaziergang zum echten Workout werden soll, dann machen Sie mit dem im zweiten Trimester begonnenen Training weiter (siehe Seite 79). Wenn Sie sich beim Joggen noch wohlfühlen, dann können Sie das ebenfalls fortführen. Achten Sie darauf, dass Sie sich nicht völlig verausgaben. Sie merken schnell genug, wann es Zeit ist, vom Joggen zum schnelleren Gehen zu wechseln. Im dritten Trimester muss Ihr Körper schwer arbeiten, sodass Sie ruhig die Intensität Ihres Workouts etwas reduzieren können, ohne dass Ihre Kondition nachlässt.

WALKING-PROGRAMM

Beginnen Sie mit 5 Minuten langsamem Gehen, um die Muskeln aufzuwärmen. Dann gehen Sie 5 Minuten in strammem Gehschritt. In den nächsten 16 Minuten wechseln Sie 1 Minute schnelles Gehen mit 3 Minuten entspanntem Gehen ab, dabei sollte die Schrittlänge gleich bleiben.
Zum Schluss gehen Sie 5 Minuten in langsamem Tempo, um die Muskeln wieder abzukühlen. Ich empfehle Ihnen, nach dem Spaziergang die Stretching-Übungen von Seite 82 zu machen, damit es nicht zu Verletzungen kommt.

RADFAHREN

Wenn Sie gerne etwas Abwechslung in Ihre Workouts bringen wollen, dann ist Radfahren ein gutes Cardio-Workout für das letzte Trimester. Auf dem Fahrrad bleibt genug Platz für Ihren Bauch und Radfahren ist ideal, wenn Sie beispielsweise an Schmerzen im Kreuz leiden. Wenn Ihnen das Becken Probleme bereitet, dann ist Radfahren besser als Gehen oder Schwimmen. Achten Sie auf einen harten Bauch beim Radfahren. In dem Fall einfach etwas langsamer fahren.

SCHWIMMEN

Schwimmen ist ein großartiges Cardio-Workout. Um etwas zu variieren, können Sie auch Schwimmflossen verwenden. So erlangen Sie schneller Tempo und werden nicht so schnell müde. Schwimmen kräftigt mit Schwimmflossen Beine und Fußgelenke, was der bevorstehenden Entbindung sehr zugutekommen wird. Auch die Armmuskeln werden beim Schwimmen trainiert.

SCHWIMM-PROGRAMM

Zum Aufwärmen schwimmen Sie immer erst 5 bis 10 Minuten in langsamem Schwimmtempo (in einem 25-Meter-Bad schwimmen Sie 2 bis 4 Bahnen). Bei den ersten drei Schwimmterminen halten Sie sich an folgendes Schema:

- 4 Bahnen schwimmen, 1 Minute ruhen
- 6 Bahnen schwimmen, 3 Minuten ruhen
- 4 Bahnen schwimmen, 1 Minute ruhen
- 6 Bahnen schwimmen, 3 Minuten ruhen
- 2 Bahnen in langsamem Tempo schwimmen

Bei diesem Workout schwimmen Sie 24 bis 26 Bahnen (inklusive Aufwärmphase) in etwa 25 Minuten. Das entspricht einer Distanz von 600 bis 650 Metern.

Ihr persönlicher AKTIONSPLAN

Hier können Sie den Aktionsplan für das dritte Trimester
Ihrer Schwangerschaft ausfüllen. Blättern Sie zurück zu
den Tipps auf Seite 31, um auch in den letzten Monaten
der Schwangerschaft die Motivation nicht zu verlieren.

AKTION # 1

AKTION # 2

AKTION # 3

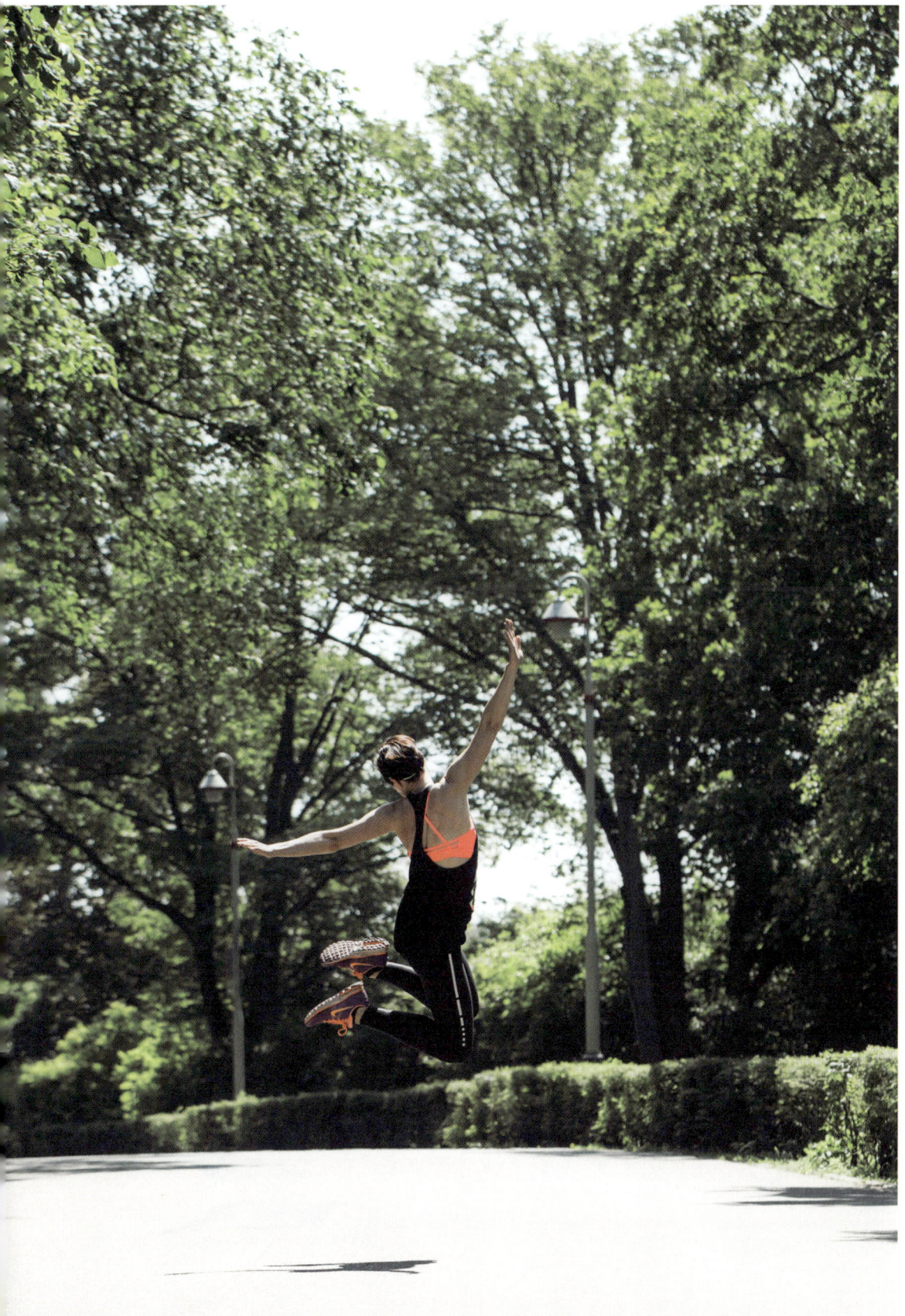

Stretching

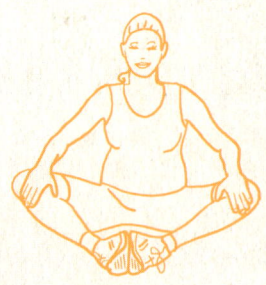

In den letzten Monaten werden Ihnen Beschwerden wie Rückenschmerzen, Schlaflosigkeit und Wasseransammlungen im Körper ganz bestimmt bekannt vorkommen. Aber hoffentlich haben sie auch festgestellt, dass die Cardio-Workouts und muskelkräftigenden Übungen viele Beschwerden lindern. Das Dehnen der Muskeln hilft Ihnen, Beschwerden erst gar nicht aufkommen zu lassen und bereitet Sie gemächlich auf die Geburt vor.

Ich empfehle Ihnen, die Stretching-Übungen aus dem ersten und zweiten Trimester von den Seiten 40 und 82 weiterzuführen. Stretching-Übungen, die besonders für das dritte Trimester geeignet sind, finden Sie auf den folgenden Seiten. Sie müssen nicht jeden Tag alle Übungen machen, aber wenn es geht, dann wird es Ihnen nutzen, wenn Sie mindestens fünf Dehnübungen am Tag machen!

Wenn Sie nicht die Energie haben, um ein komplettes Workout einzuplanen, dann ist Stretching eine großartige Alternative. Eine äußerst entspannte Art, die Muskeln in Bewegung zu halten.

OBERSCHENKEL-STRETCHING

Mit dieser Stretching-Übung dehnen Sie die Innenseite der Oberschenkel. Eine gute Übung zur Vorbereitung auf die Geburt.

1 Setzen Sie sich mit angewinkelten Beinen auf den Boden. Die Fußsohlen sind gegeneinander gedrückt und die Knie zeigen nach außen.
2 Legen Sie Ihre Hände locker auf die Knie und halten Sie Ihren Rücken gerade.
3 Drücken Sie die Knie mit den Händen leicht nach unten, bis Sie die Spannung an der Innenseite des Beines spüren.
4 Wenn Sie die Knie möglichst tief nach unten gedrückt haben, halten Sie die Spannung 10 Sekunden, während Sie ruhig weiteratmen. Dann heben Sie die Knie wieder langsam an.

Diese Übung noch 2-mal wiederholen.

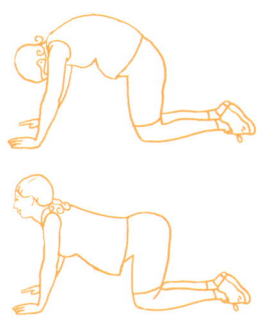

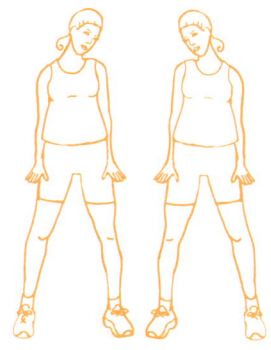

KATZEN-STRETCHING

Mit dieser Übung dehnen Sie die Innenseite Ihrer Oberschenkel. Eine gute Übung zur Vorbereitung auf die Geburt.

1 Knien Sie sich hin und legen Sie die Hände auf den Boden. Sie halten Kopf und Nacken entspannt und blicken zu Boden.
2 Langsam machen Sie Ihren Rücken rund, indem Sie die Wirbelsäule hochdrücken und Ihr Becken nach vorn kippen.
3 Die Dehnung 10 Sekunden lang halten und dann den Rücken wieder senken.
4 Machen Sie einen runden Rücken, indem Sie den Bauch weiter nach unten sacken lassen.
5 Halten Sie die Dehnung 10 Sekunden und gehen Sie dann zurück in die entspannte Ausgangsposition.

Diese Stretching-Übung noch 2-mal langsam wiederholen.

NAKEN-STRETCHING

Diese äußerst angenehme Dehnübung entspannt Ihre Nackenmuskulatur.

1 Stellen Sie die Füße hüftbreit auseinander. Lockern Sie die Schultern.
2 Lassen Sie das Kinn langsam zur Brust sinken. Diese Dehnung halten Sie 3 Sekunden.
3 Drehen Sie den Kopf nun langsam nach links und rechts und halten Sie die Spannung jeweils 3 Sekunden.
4 Bringen Sie den Kopf zurück in die Ausgangsposition und schauen Sie wieder nach vorn.

Diese Abfolge 3-mal wiederholen.

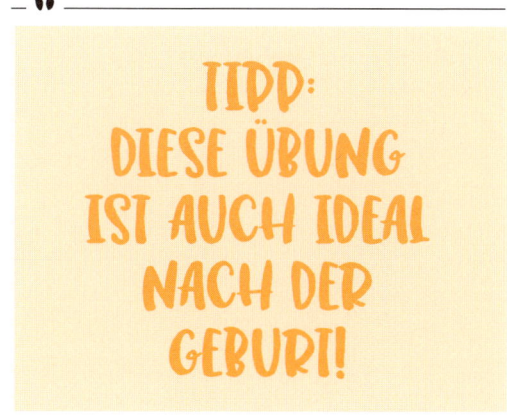

TIPP:
DIESE ÜBUNG IST AUCH IDEAL NACH DER GEBURT!

KRÄFTIGE MUSKELN
Beine und Po

Sie werden nun immer dicker und da können die muskelstärkenden Übungen schon zur kleinen Herausforderung werden. Doch es ist ein großer Vorteil, wenn Sie es schaffen, die Übungen durchzuhalten! Während der Geburt und in den ersten Wochen danach werden Sie froh sein, dass Sie so lange durchgehalten haben.

Die folgenden Übungen sind auch im dritten Trimester noch gut zu schaffen.

Sie sind nicht so intensiv wie die Übungen aus den vorhergehenden Trimestern und können auch jetzt noch gut durchgehalten werden. Wenn Sie sich nach diesen Übungen noch topfit fühlen, dann können Sie zusätzlich auch die Übungen aus den ersten beiden Trimestern machen. Je näher der errechnete Entbindungstermin rückt, desto angenehmer kann es sein, mehrmals am Tag vereinzelt einige Übungen einzuplanen und nicht alle hintereinander in ein langes Workout zu legen. Sie sollten kurz vor der Entbindung ganz ausgeruht sein. Viel Erfolg, Sie haben es fast geschafft!

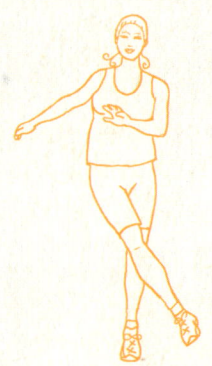

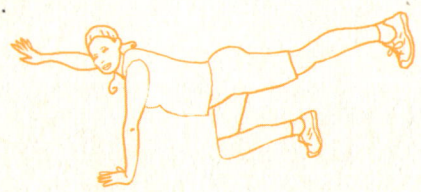

GLEICHGEWICHT HALTEN

Diese Übung ist gut zur Kräftigung der Grundstabilität. Sie sorgt für kräftige und lockere Gelenke und trainiert gleichzeitig die Oberschenkelmuskeln.

1 Knien Sie sich hin und legen Sie die Hände auf den Boden.
2 Strecken Sie den rechten Arm vor und das linke Bein nach hinten aus. Versuchen Sie, diese Position möglichst lange zu halten. Sie können auch nur das Bein oder nur den Arm ausstrecken.
3 Bleiben Sie einen Moment in dieser Haltung und gehen Sie dann langsam wieder zurück in die Ausgangsposition.
4 Diese Übung können Sie mit Armen und Beinen im Wechsel insgesamt 10-mal pro Seite wiederholen.

NACH VORN SCHWINGEN

Durch diesen Schwung nach vorn kräftigen Sie die Hüftmuskeln.

1 Stellen Sie sich mit leicht gebeugten Knien hin und spannen Sie die Bauchmuskeln an.
2 Heben Sie das rechte Bein und schwingen Sie es vor dem Körper von links nach rechts. Die Arme lassen Sie gegensätzlich mitschwingen.
3 Nun schwingen Sie einmal das linke Bein vor dem Körper von links nach rechts. Die Arme lassen Sie gegensätzlich mitschwingen.

Diese Übung im Wechsel noch 6-mal wiederholen.

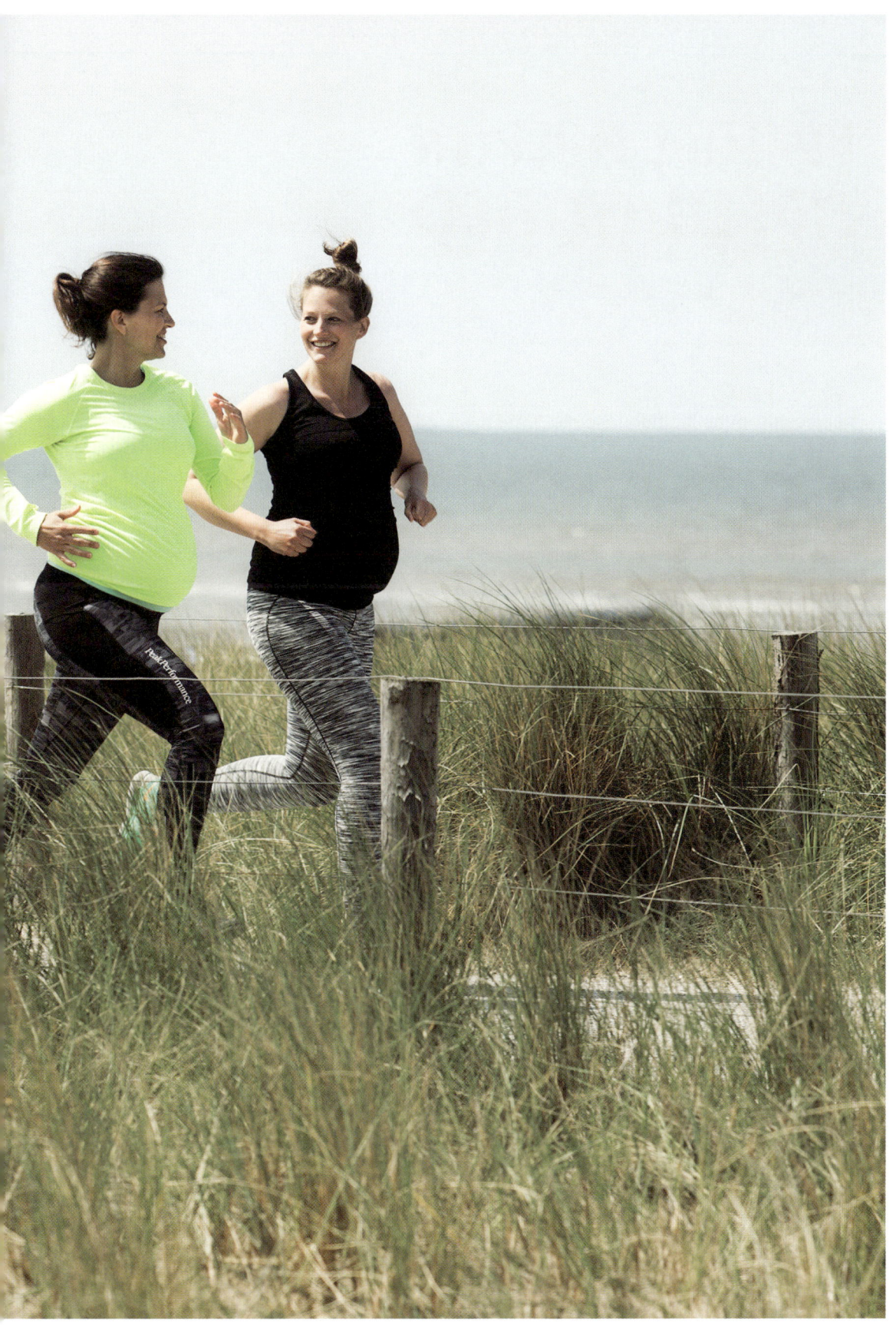

KRÄFTIGE MUSKELN
OBERKÖRPER

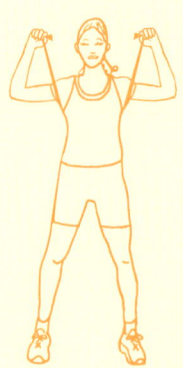

ARME SPREIZEN

Mit dieser Übung kräftigen Sie die Arme.

1 Stellen Sie die Füße hüftbereit auseinander. Spannen Sie die Bauchmuskeln an.
2 Spreizen Sie beide Arme ausgestreckt zur Seite. Halten Sie diese Position und senken Sie anschließend die Arme wieder.
3 Möchten Sie die Übung etwas schwieriger gestalten, dann halten Sie die Arme gestreckt und machen Sie kurze Auf-und-ab-Bewegungen.

Diese Übung 5-mal wiederholen.

FESTE BRÜSTE

Mit dieser Übung mit Widerstandsband kräftigen Sie vor allem die Brustmuskulatur. Das ist gut für feste Brüste, vor allem, weil diese nun etwas schwerer werden.

1 Stellen Sie die Füße hüftbereit auseinander. Führen Sie das Widerstandsband hinter dem Rücken und unter den Achseln nach vorn zur Brust. Greifen Sie die Enden des Bandes fest mit den Händen.
2 Halten Sie die Ellbogen vor der Brust auf Schulterhöhe. Die Oberarme und der Oberkörper sowie die Oberarme und die Unterarme sollten jeweils einen 90-Grad-Winkel bilden.
3 Aus dieser Position heraus die Ellbogen zur Seite öffnen und wieder nach vorne zurückführen. Dabei bleiben die Ellbogen auf Schulterhöhe.

Diese Übung insgesamt 12-mal wiederholen.

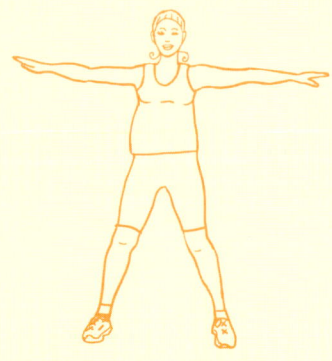

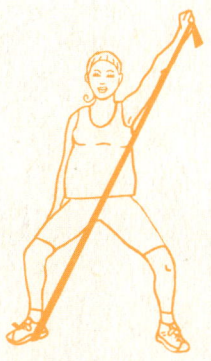
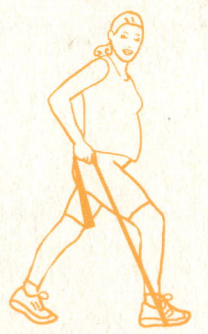

SUPERSQUAT

Diese Übung mit Widerstandsband stärkt die Schultern und die obere Rückenpartie. Außerdem werden Oberschenkel und Rumpf gleich mittrainiert.

1 Stellen Sie die Füße etwas breiter als hüftbreit auseinander. Die Füße zeigen leicht nach außen. Legen Sie das Band etwa mittig unter den rechten Fuß und führen Sie das linke Ende des Bandes mit der linken Hand vor die rechte Hüfte.

2 Senken Sie langsam den Po nach unten und gehen Sie in eine Squat-Position. Dann ziehen Sie das Band mit der linken Hand nach links oben.

3 Das Band nun wieder langsam sinken lassen. Achten Sie darauf, dass das Band gespannt bleibt.

Diese Übung 8-mal mit jedem Arm wiederholen.

ELLBOGEN HEBEN

Diese Übung mit dem Widerstandsband trainiert speziell den Muskel, der vom Nacken zur Schulter läuft.

1 Setzen Sie Ihren rechten Fuß einen Schritt vor. Legen Sie das Band in der Mitte unter Ihren Vorderfuß.

2 Greifen Sie das Band auf der rechten Seite mit der rechten Hand und ziehen Sie es nach hinten zur Hüfte, wobei der Ellbogen nach oben geht.

3 Das Band sollte ausreichend auf Spannung bleiben. Strecken Sie dann den Arm langsam wieder aus.

Diese Übung 8-mal mit jedem Arm wiederholen.

ENTSPANNUNGS-ÜBUNGEN

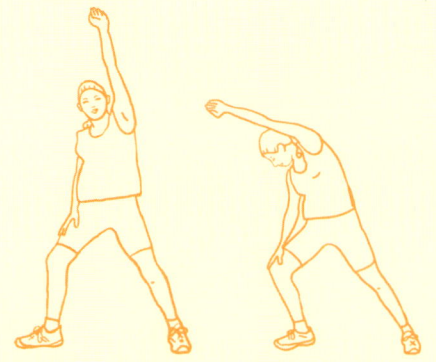

Die folgenden zwei Entspannungsübungen dienen der Vorbereitung auf die Geburt. Und sie werden dadurch herrlich entspannt.

SCHNEIDERSITZ

Mit dieser Übung kommen Sie vollkommen zur Ruhe.

1 Nehmen Sie eine bequeme Haltung ein und kreuzen Sie die Beine übereinander.
2 Legen Sie die Handinnenflächen auf Brusthöhe gegeneinander.
3 Schließen Sie die Augen und atmen Sie tief durch die Nase ein. Atmen Sie aus und heben Sie gleichzeitig die Arme über den Kopf und bewegen Sie sie so weit wie möglich nach hinten.
4 Atmen Sie wieder tief ein und führen Sie die Hände beim Ausatmen wieder zurück auf Brusthöhe.

Diese Übungen 3-mal wiederholen.

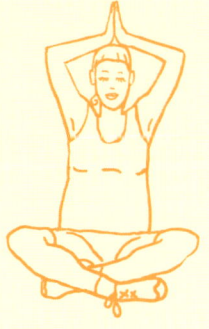

SEITEN STRECKEN

Diese Übung stabilisiert den Körper und dehnt die gesamte Seite.

1 Machen Sie mit dem rechten Bein einen großen Schritt nach vorn. Der linke Fuß wird schräg gestellt.
2 Beugen Sie das rechte Knie und legen Sie die rechte Hand auf die Innenseite des rechten Oberschenkels.
3 Atmen Sie tief ein und führen Sie gleichzeitig den gestreckten linken Arm nach oben. Dabei können Sie den Rumpf etwas öffnen. Bleiben Sie 10 Sekunden in dieser Position und atmen Sie ruhig weiter. Lassen Sie den Arm beim Ausatmen langsam sinken.

Diese Übungen 2-mal auf beiden Seiten wiederholen.

ENTSPANNEN, RELAXEN, ZUR RUHE KOMMEN

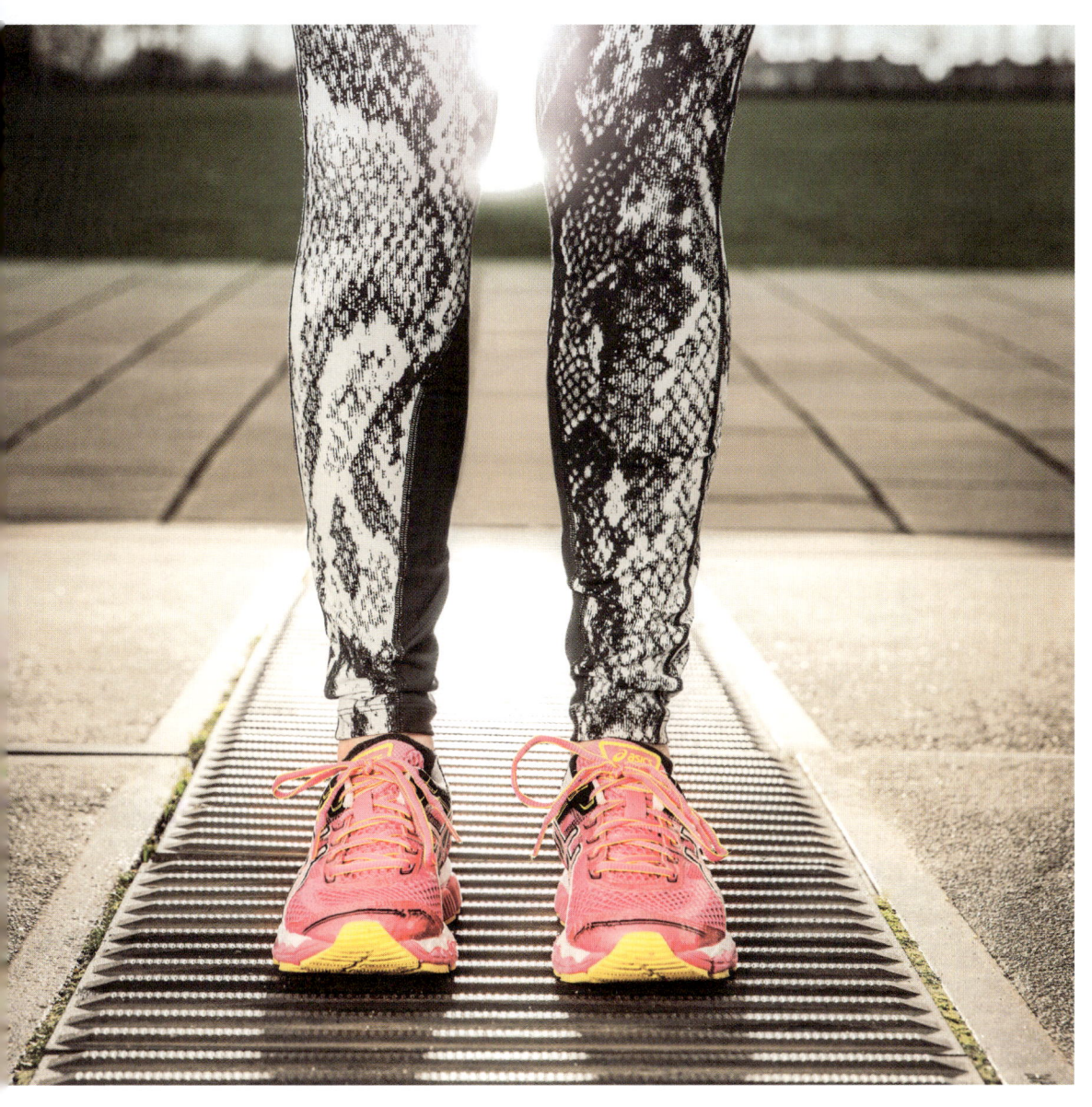

NOTHING IS IMPOSSIBLE.
THE WORD ITSELF SAYS:
I'm possible

Ernährung im DRITTEN TRIMESTER

Mit diesen Snacks bekommen Sie neue Energie und können den Tag über gesund essen, auch wenn Sie viel um die Ohren haben. Gute Vorbereitung ist alles!

NUTZEN SIE DAS WOCHENENDE, UM DIE SNACKS FÜR DIE WOCHE VORZUBEREITEN

HAFERFLOCKEN-ROSINEN-KEKSE
FÜR CA. 15 STÜCK

- 100 g Buchweizenmehl
- 125 g Kokosöl, zerlassen
- 1 TL Weinsteinbackpulver
- 1 TL Natron
- 2 TL Zimtpulver
- 1 TL Vanilleextrakt
- 1 Prise Salz
- 1 Ei
- 50 g Kokosblütenzucker
- 50 g Haferflocken
- 50 g Rosinen
- 30 g getrocknete Cranberrys

Den Backofen auf 160 °C vorheizen und ein Backblech mit Backpapier auslegen.
In einer Schüssel das Buchweizenmehl, das Weinsteinbackpulver, das Natron, den Zimt, den Vanilleextrakt und das Salz mischen.
In einer zweiten Schüssel das zerlassene Kokosöl mit dem Ei und dem Kokosblütenzucker verrühren.
Die Kokosöl-Mischung zu den trockenen Zutaten geben und alles zu einem glatten Teig verarbeiten.
Anschließend die Haferflocken, die Rosinen und die Cranberrys untermischen.
Mit einem Esslöffel Teigkleckse auf das vorbereitete Backblech setzen.
Die Kekse im Backofen 20 Minuten backen (10 Minuten von jeder Seite).

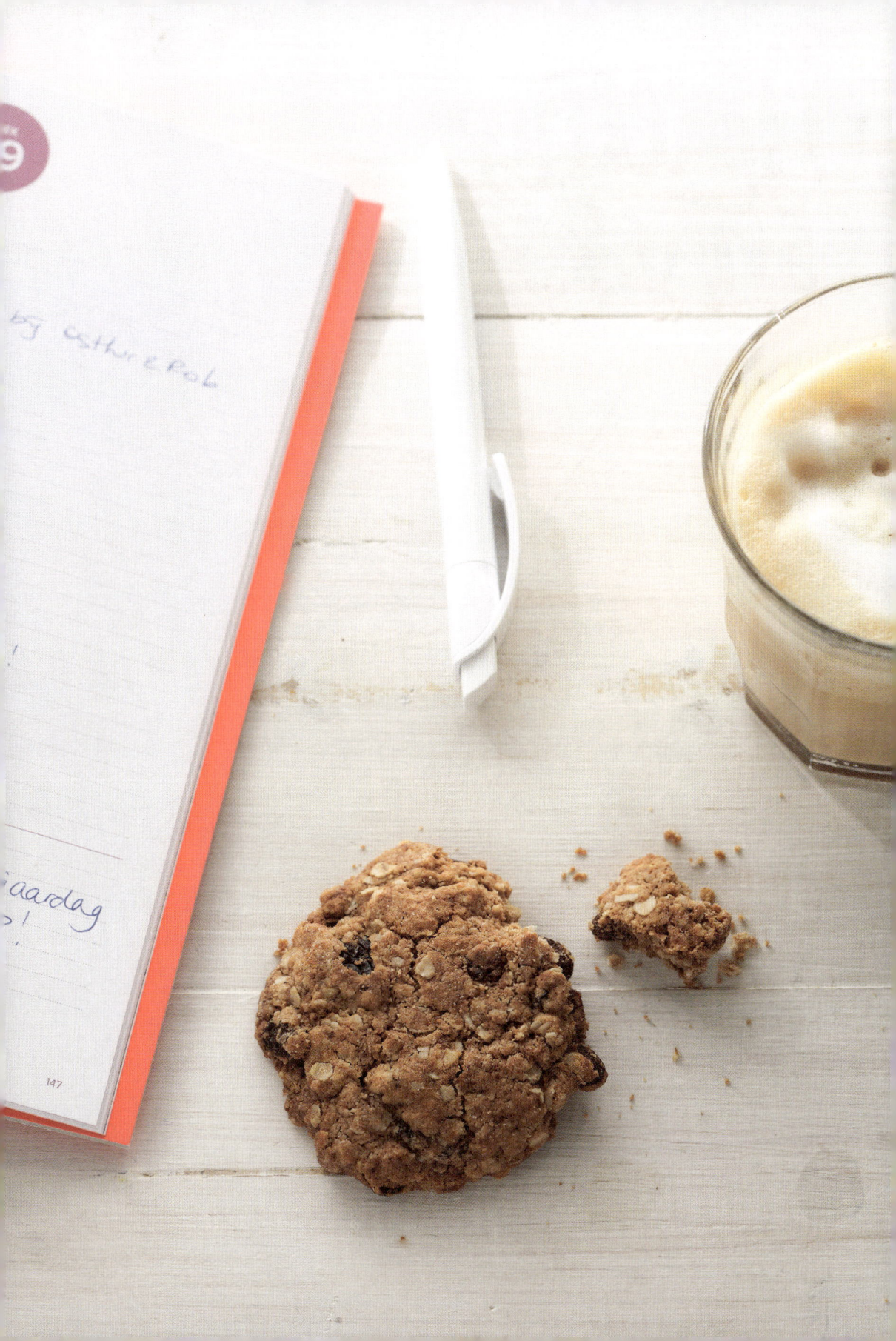

Healthy snacks

BANANEN-KARAMELL-FUDGE
FÜR 6 STÜCK

- 2 EL Kokosöl
- 65 g Mandelmus
- 65 g Erdnussbutter
- 2 EL Dattelsirup
- 2 Bananen
- 1 Prise grobes Meersalz
- 2 TL Vanilleextrakt
- 3 EL Erdbeerkonfitüre

Außerdem:
- 6 Muffinförmchen (möglichst aus Silikon)

Das Kokosöl über dem Wasserbad schmelzen lassen.
Das Mandelmus, die Erdnussbutter und den Dattelsirup unterrühren.
Die Bananen schälen und klein zerdrücken und zusammen mit dem Meersalz und dem Vanilleextrakt zur Masse hinzugeben.
Alles gut durchrühren.
Die Muffinförmchen mit der Hälfte der Masse füllen.
Die Erdbeerkonfitüre darauf verteilen und mit der restlichen Masse bedecken.
Die Förmchen mindestens 15 Minuten im Tiefkühlfach fest werden lassen.

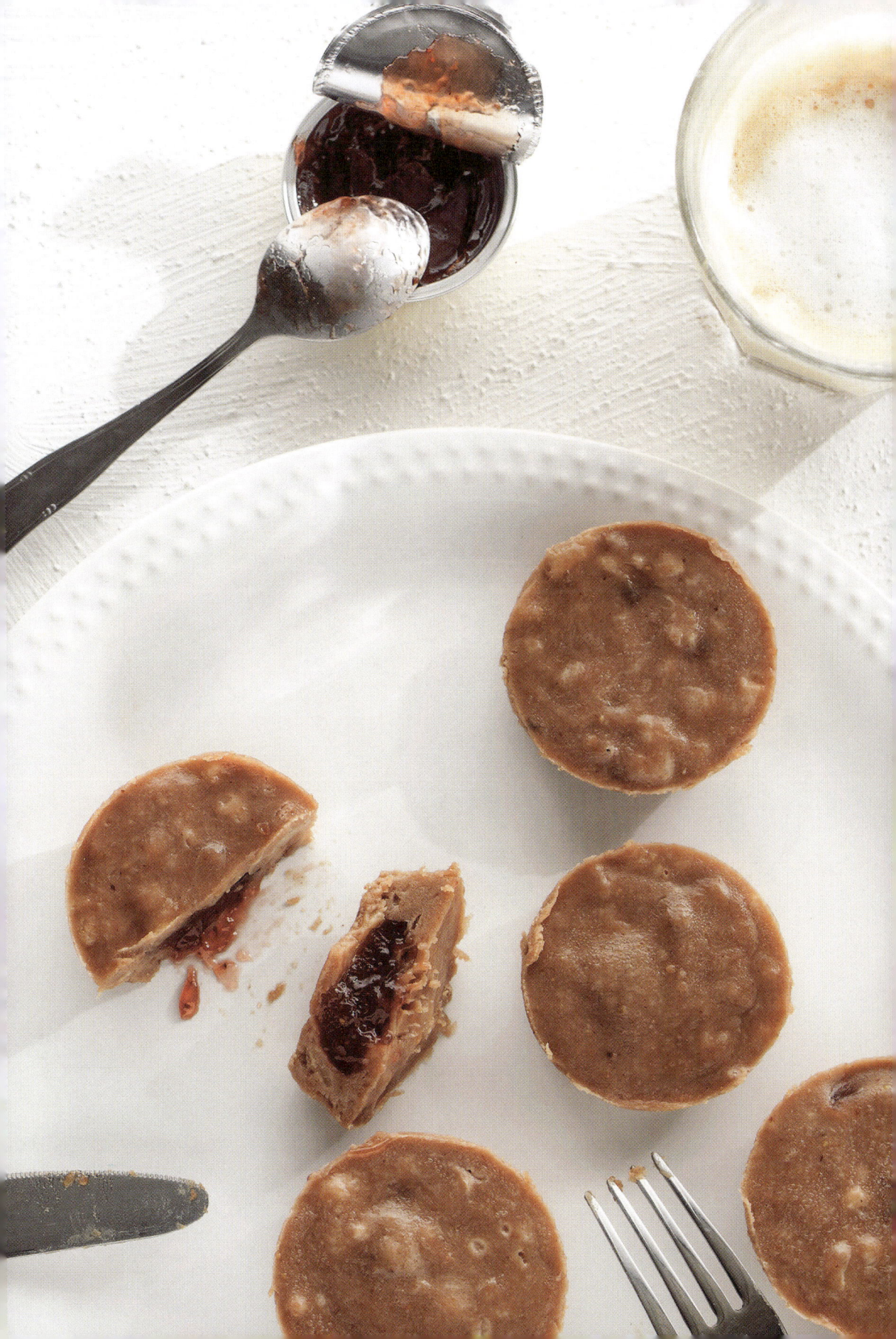

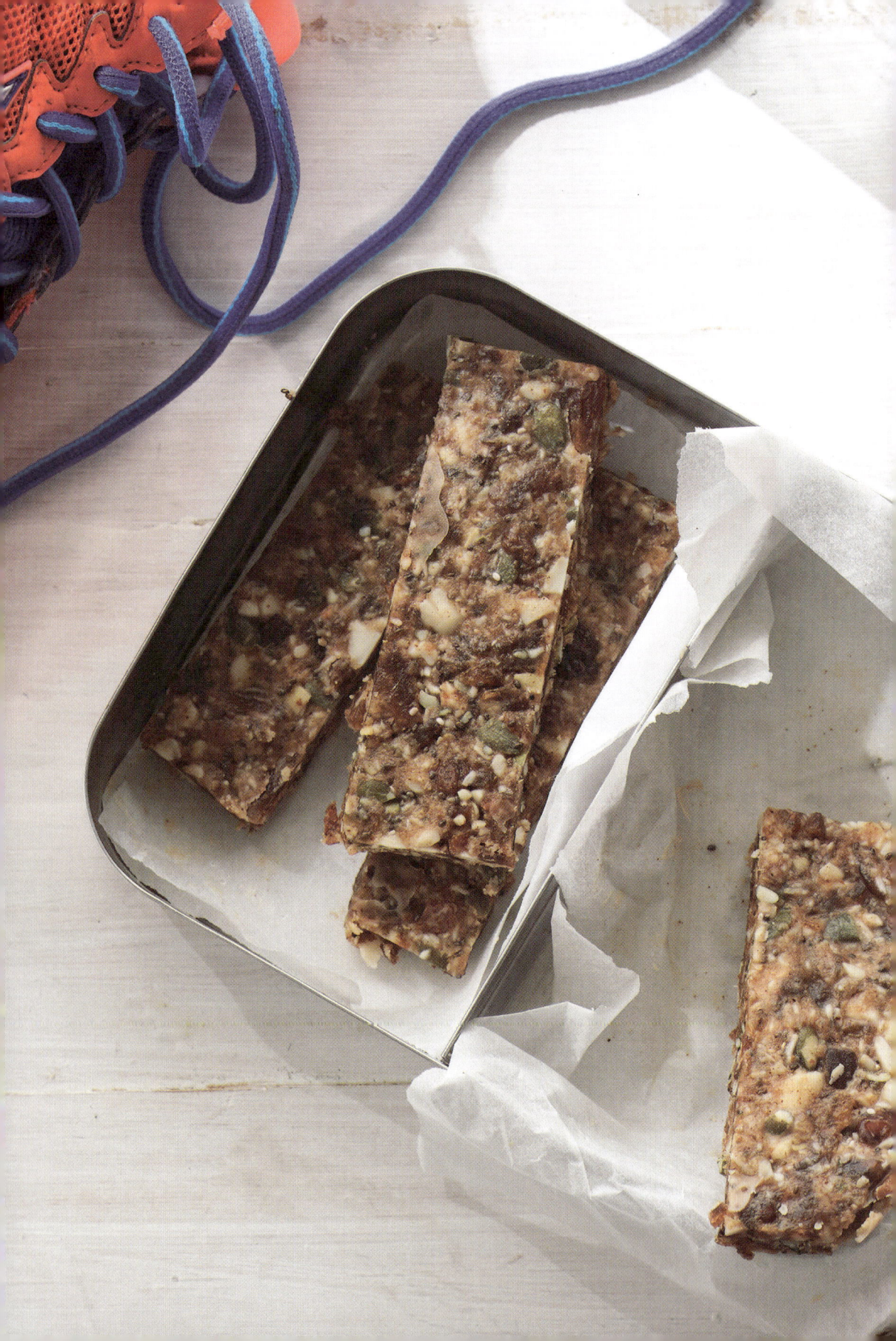

Healthy snacks

MÜSLIRIEGEL
FÜR CA. 6 STÜCK

- 50 g getrocknete Aprikosen, fein gehackt
- 30 g Rosinen
- 75 g Datteln, ohne Stein und klein geschnitten
- 25 g Kürbiskerne
- 25 g Mandelkerne
- 10 g Chiasamen
- 25 g Pekannusskerne
- 25 g Kokosraspeln
- 1 TL grobes Meersalz
- 30 g Tahin
- 25 g Mandelmus
- 30 g Honig
- 50 g Kokosöl

Die trockenen Zutaten in der Küchenmaschine oder im Mixer kurz zerkleinern. Jedoch nicht zu lange, denn die Masse sollte noch „crunchy" sein.
Die Masse in eine Schüssel füllen und das Tahin, das Mandelmus und den Honig hinzufügen. Alles zu einem sämigen, klebrigen Teig verrühren.
Das Kokosöl über dem Wasserbad erwärmen und erst ganz zum Schluss unter den Teig mischen.
Alles gut durchrühren und den Teig auf ein mit Backpapier ausgelegtes Backblech streichen. Zum Festwerden für mindestens 30 Minuten in den Kühlschrank stellen. Anschließend in Streifen schneiden und die Riegel in einem luftdicht verschließbaren Behälter im Kühlschrank aufbewahren.

Woche 28

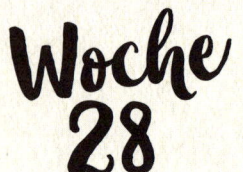

JETZT IST IHR KIND UNGEFÄHR 36 CM GROSS!

Gehe ich spazieren oder schwimmen?

hier AUS-FÜLLEN

MONTAG
....
....

DIENSTAG
....
....

MITTWOCH
....
....

DONNERSTAG
....
....

FREITAG
....
....

SAMSTAG
....
....

SONNTAG
....
....

BAUCHUMFANG:
....

GEWICHT:
....
....

TO-DO:
....
....
....
....
....
....
....

DAS SCHÖNSTE ERLEBNIS DES TAGES:
....
....
....
....

MOTTO DER WOCHE:

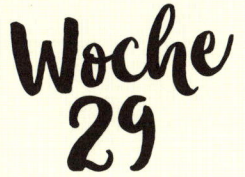

Woche 29

JETZT IST IHR KIND UNGEFÄHR 37 CM GROSS!

MONTAG

....
....

DIENSTAG

....
....

MITTWOCH

....
....

DONNERSTAG

....
....

FREITAG

....
....

SAMSTAG

....
....

SONNTAG

....
....

BAUCHUMFANG:

....

GEWICHT:

....
....
....

NOTIZEN

....
....
....
....
....
....
....
....
....
....
....
....
....
....
....
....
....
....
....
....
....
....
....
....
....
....

Woche 30

JETZT IST IHR KIND UNGEFÄHR 38 CM GROSS!

Wie wäre es mit einem Spaziergang im Park?

hier AUS-FÜLLEN

MONTAG

DIENSTAG

MITTWOCH

DONNERSTAG

FREITAG

SAMSTAG

SONNTAG

BAUCHUMFANG:

GEWICHT:

TO-DO:

DAS SCHÖNSTE ERLEBNIS DES TAGES:

MOTTO DER WOCHE:

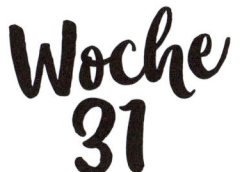

Woche 31

JETZT IST IHR KIND UNGEFÄHR 39 CM GROSS!

MONTAG

DIENSTAG

MITTWOCH

DONNERSTAG

FREITAG

SAMSTAG

SONNTAG

BAUCHUMFANG:

GEWICHT:

NOTIZEN

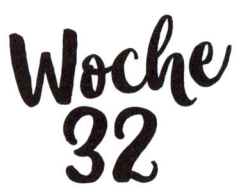

Woche 32

JETZT IST IHR KIND UNGEFÄHR 40 CM GROSS!

Packen Sie ihr Widerstandsband ein, wenn Sie verreisen!

hier AUS-FÜLLEN

MONTAG

....

....

DIENSTAG

....

....

MITTWOCH

....

....

DONNERSTAG

....

....

FREITAG

....

....

SAMSTAG

....

....

SONNTAG

....

....

BAUCHUMFANG:

....

GEWICHT:

....

....

TO-DO:

....

....

....

....

....

....

DAS SCHÖNSTE ERLEBNIS DES TAGES:

....

....

....

....

MOTTO DER WOCHE:

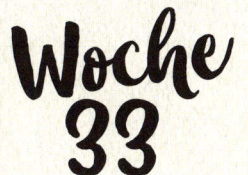

Woche 33

JETZT IST IHR KIND UNGEFÄHR 41 CM GROSS!

MONTAG
....
....

DIENSTAG
....
....

MITTWOCH
....
....

DONNERSTAG
....
....

FREITAG
....
....

SAMSTAG
....
....

SONNTAG
....
....

BAUCHUMFANG:
....

GEWICHT:
....
....
....

NOTIZEN

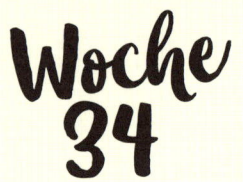

Woche 34

JETZT IST IHR KIND UNGEFÄHR 43 CM GROSS!
Noch eben einmal shoppen gehen?

MONTAG
....
....
....

DIENSTAG
....
....
....

MITTWOCH
....
....
....

DONNERSTAG
....
....
....

FREITAG
....
....
....

SAMSTAG
....
....
....

SONNTAG
....
....
....

BAUCHUMFANG:
....

GEWICHT:
....
....

hier AUS-FÜLLEN

TO-DO:

DAS SCHÖNSTE ERLEBNIS DES TAGES:

MOTTO DER WOCHE:

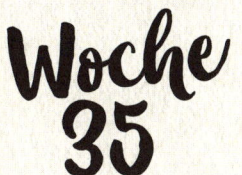

Woche 35

MONTAG

....

....

DIENSTAG

....

....

MITTWOCH

....

....

DONNERSTAG

....

....

FREITAG

....

....

SAMSTAG

....

....

SONNTAG

....

....

BAUCHUMFANG:

....

GEWICHT:

....

....

....

NOTIZEN

....

....

....

....

....

....

....

....

....

....

....

....

....

....

....

....

....

....

....

....

....

....

....

....

....

....

....

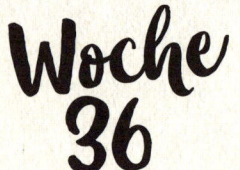

Woche 36

JETZT IST IHR KIND UNGEFÄHR 45 CM GROSS!

Genießen Sie Ihren Mutterschaftsurlaub!

MONTAG

....
....

DIENSTAG

....
....

MITTWOCH

....
....

DONNERSTAG

....
....

FREITAG

....
....

SAMSTAG

....
....

SONNTAG

....
....

BAUCHUMFANG:

....

GEWICHT:

....
....

hier AUS-FÜLLEN

TO-DO:

DAS SCHÖNSTE ERLEBNIS DES TAGES:

MOTTO DER WOCHE:

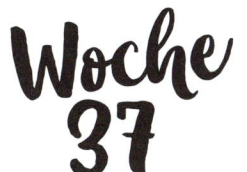

MONTAG

DIENSTAG

MITTWOCH

DONNERSTAG

FREITAG

SAMSTAG

SONNTAG

BAUCHUMFANG:

GEWICHT:

Harter Bauch

ENTSPANNUNG HILFT

Während der gesamten Schwangerschaft zieht sich die Gebärmutter etwa alle 20 Minuten zusammen. Dadurch bleibt sie leistungsfähig. Meist spüren Sie das überhaupt nicht, doch das kann sich zum Ende der Schwangerschaft ändern. Bei diesen Kontraktionen wird der Bauch hart und fühlt sich fest an, was man auch als „harter Bauch" bezeichnet. Er kann durch Anstrengung, aber auch durch Stress hart werden. Wenn Sie sich entspannen, verschwindet der harte Bauch wieder. Für eine gute Entspannung ist es wichtig, kontinuierlich durch den Bauch zu atmen. Es ist nicht weiter beunruhigend, wenn der Bauch ab und zu hart wird, aber wenn es zu häufig vorkommt und auch noch schmerzhaft ist, dann nehmen Sie Kontakt zu Ihrer Hebamme oder zum Gynäkologen auf.

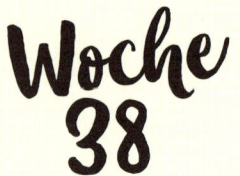

Woche 38

JETZT IST IHR KIND UNGEFÄHR 48 CM GROSS!
Fast geschafft!

hier AUS-FÜLLEN

MONTAG

DIENSTAG

MITTWOCH

DONNERSTAG

FREITAG

SAMSTAG

SONNTAG

BAUCHUMFANG:

GEWICHT:

TO-DO:

DAS SCHÖNSTE ERLEBNIS DES TAGES:

MÜDE FÜSSE? NEHMEN SIE EIN FUSSBAD!

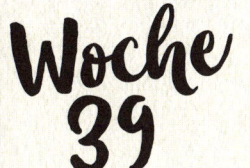

DATUM: .... TAG: ....

JETZT IST IHR KIND UNGEFÄHR 49 CM GROSS!

MONTAG
....
....
....

DIENSTAG
....
....
....

MITTWOCH
....
....
....

DONNERSTAG
....
....
....

FREITAG
....
....
....

SAMSTAG
....
....
....

SONNTAG
....
....
....

BAUCHUMFANG:
....
....

GEWICHT:
....
....
....

NOTIZEN

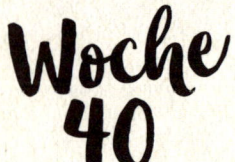

DATUM: .... TAG: ....

MONTAG
....
....

DIENSTAG
....
....

MITTWOCH
....
....

DONNERSTAG
....
....

FREITAG
....
....

SAMSTAG
....
....

SONNTAG
....
....

BAUCHUMFANG:
....
....

GEWICHT:
....
....
....

hier AUS-FÜLLEN

TO-DO:
....
....
....
....
....
....

DAS SCHÖNSTE ERLEBNIS DES TAGES:
....
....
....
....
....

MOTTO DER WOCHE:

Schwanger sein in... den Vereinigten Staaten

In den Vereinigten Staaten ist der Mutterschaftsurlaub (noch) nicht einheitlich geregelt und von Staat zu Staat unterschiedlich. Ob und wie lange Mütter Mutterschaftsurlaub haben, hängt davon ab, in welchem Staat sie wohnen und welchen Arbeitgeber sie haben. Für viele Frauen bedeutet das, dass sie kurz nach der Geburt wieder anfangen müssen zu arbeiten.

Gegen Übelkeit setzen amerikanische Frauen auf Akupunktur, Ingwertee, Kiwischeiben auf der Zunge und Akupressur-Armbänder.

Noch ein letztes Mal als Paar ohne Baby in den Urlaub? In den Vereinigten Staaten gehen Schwangere gerne auf einen „Babymoon". Um die Geburt einzuleiten, greifen amerikanische Frauen auf Himbeerblätter, Zimt, Kardamom und Fenchel zurück. (Der Genuss von Himbeerblättern und Zimt in der Schwangerschaft ist umstritten.)

Schwangere erhalten in den Vereinigten Staaten häufiger Ultraschall-, aber weniger (oder gar keine) Vaginaluntersuchungen. Zur Kontrolle suchen sie verschiedene Spezialisten auf, die die Ergebnisse an den Gynäkologen weiterleiten. Im Krankenhaus ist während der Wehen nur eine Krankenschwester zugegen. Die Geburt wird durch den Gynäkologen oder die Hebamme begleitet.

Die Geburt selbst ist in Amerika eine rein medizinische Angelegenheit; Hausgeburten sind äußerst selten. Eine Rückenmarkspritze ist normal und geplante Kaiserschnitte sind eher die Regel als die Ausnahme: Die Mutter kann ihren kurzen Mutterschaftsurlaub dadurch besser planen. Eine Wöchnerinnenpflege gibt es nicht.

Nach der Geburt bekommen amerikanische Frauen häufig ein „push present" – ein Geschenk vom frischgebackenen Vater – als Belohnung für die schwere Arbeit!

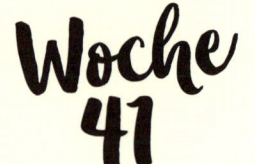

Woche 41

JETZT IST IHR KIND UNGEFÄHR 50 CM GROSS!

MONTAG

DIENSTAG

MITTWOCH

DONNERSTAG

FREITAG

SAMSTAG

SONNTAG

BAUCHUMFANG:

GEWICHT:

NOTIZEN

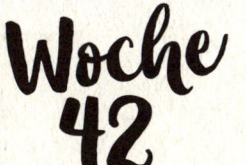

Woche 42

JETZT IST IHR KIND UNGEFÄHR 50 CM GROSS!
Herzlichen Glückwunsch, Sie haben es geschafft!

MONTAG

....

....

DIENSTAG

....

....

MITTWOCH

....

....

DONNERSTAG

....

....

FREITAG

....

....

SAMSTAG

....

....

SONNTAG

....

....

BAUCHUMFANG:

....

GEWICHT:

....

hier AUS-FÜLLEN

TO-DO:

....

....

....

....

....

....

DAS SCHÖNSTE ERLEBNIS DES TAGES:

....

....

....

....

MOTTO DER WOCHE:

Fit werden nach der Geburt

GLÜCKWUNSCH ZUR GEBURT IHRES KINDES!

Die ersten Tage nach der Geburt können ganz schön hektisch sein. Wahrscheinlich stehen die ersten Besucher schnell vor der Tür, um den neuen Familienzuwachs zu begrüßen, und auch die Hebammen kündigen sich an, um Sie in den ersten Tagen zu begleiten und zu versorgen. Und natürlich dreht sich alles um das neue Wunder, das Sie in den Armen halten.

In den ersten Wochen nach der Geburt ist es wichtig, dass Sie nicht nur gut für das Baby, sondern auch gut für sich sorgen und sich verwöhnen. Je besser Sie für sich selbst sorgen, desto schneller werden Sie wieder fit und desto mehr können Sie das neue Leben mit Baby genießen.

Etwa sechs Wochen nach der Geburt können Sie wieder mit dem Workout beginnen. Bis dahin erholen Sie sich von der Geburt und fangen langsam mit den nachfolgend vorgestellten Übungen, Tipps und Stretchings an.

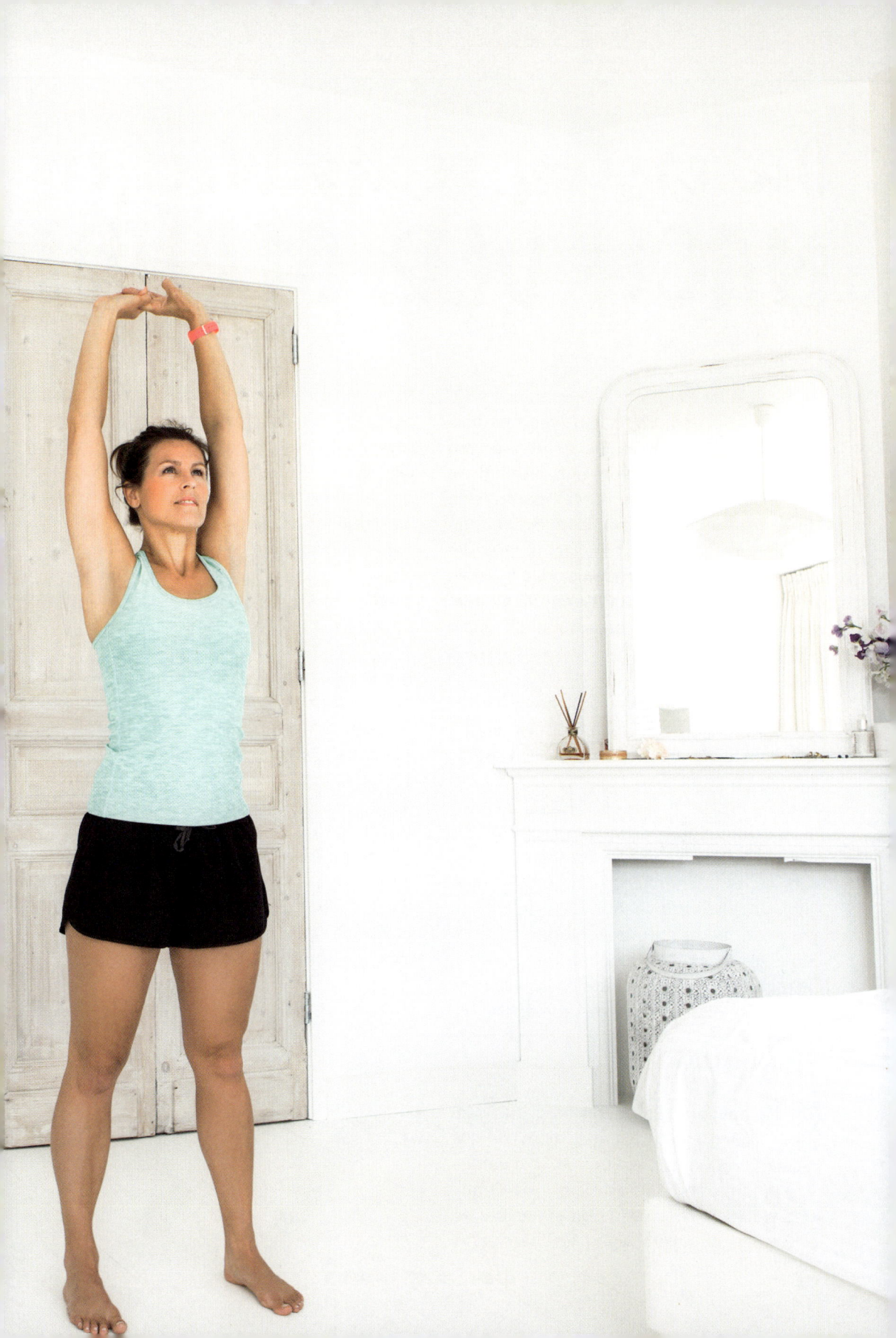

Die ersten sechs Wochen
NACH DER GEBURT

Die Geburt ist geschafft – nun müssen Sie wieder fit werden. Vor allem wenn es Ihre erste Geburt war, sind Sie in den ersten Tagen überzeugt, vollkommen erledigt zu sein. Ihr Körper setzt nun alles daran, sich wieder zu regenerieren. Und Sie haben zudem noch genug mit dem kleinen Bündel zu tun, das jetzt auf der Welt ist: Sie müssen Ihr Baby versorgen und füttern! Bei all dem werden Sie feststellen, dass nur noch wenig Zeit für Sie selbst bleibt.

Wie können Sie es schaffen, bei diesem strammen Programm noch Zeit für Sport zu finden? Und sind sportliche Aktivitäten überhaupt schon wieder gut für Sie?

Für die Regeneration nach der Geburt ist es in der ersten Woche sicher empfehlenswert, es ruhig angehen zu lassen und die Ihnen zuteilwerdende Aufmerksamkeit zu genießen. Früher wurde geraten, sich in den ersten sechs Woche auszuruhen, doch die meisten Fachleute sind sich inzwischen einig, dass man auch in den ersten sechs Wochen in kleinen Schritten wieder mit dem Sport starten kann.

Für die trainierte Sportlerin wird das wie Musik in den Ohren klingen, doch für die meisten Frauen ist das nur noch ein weiterer Punkt auf ihrer To-do-Liste. Aus Erfahrung weiß ich, dass es in den ersten sechs Wochen sehr anstrengend ist, wieder in Schwung zu kommen, und dass es oftmals einfacher ist, die sportliche Aktivität noch etwas aufzuschieben. Doch die Vorteile, wie rasche Regeneration, Zurückerlangen der Muskelkraft und Beweglichkeit sowie ein kräftiger Körper, sind gute Anreize, um das alte Programm wieder aufzunehmen.

WAS TUN NACH EINEM KAISERSCHNITT

Die Regeneration von einer normalen Geburt ist für sich genommen schon ein ambitioniertes Unterfangen, und Sie können sich vorstellen, dass die Regeneration nach einem Kaiserschnitt noch viel mehr Energie kostet. Schließlich hatten Sie eine große Bauchoperation, sodass Sie sich mehr Zeit gönnen müssen, um wieder ganz die Alte zu werden. Und zwar nicht nur im Krankenhaus, sondern auch dann, wenn Sie wieder zu Hause sind. Lassen Sie sich in den ersten Wochen von Ihren Lieben verwöhnen.

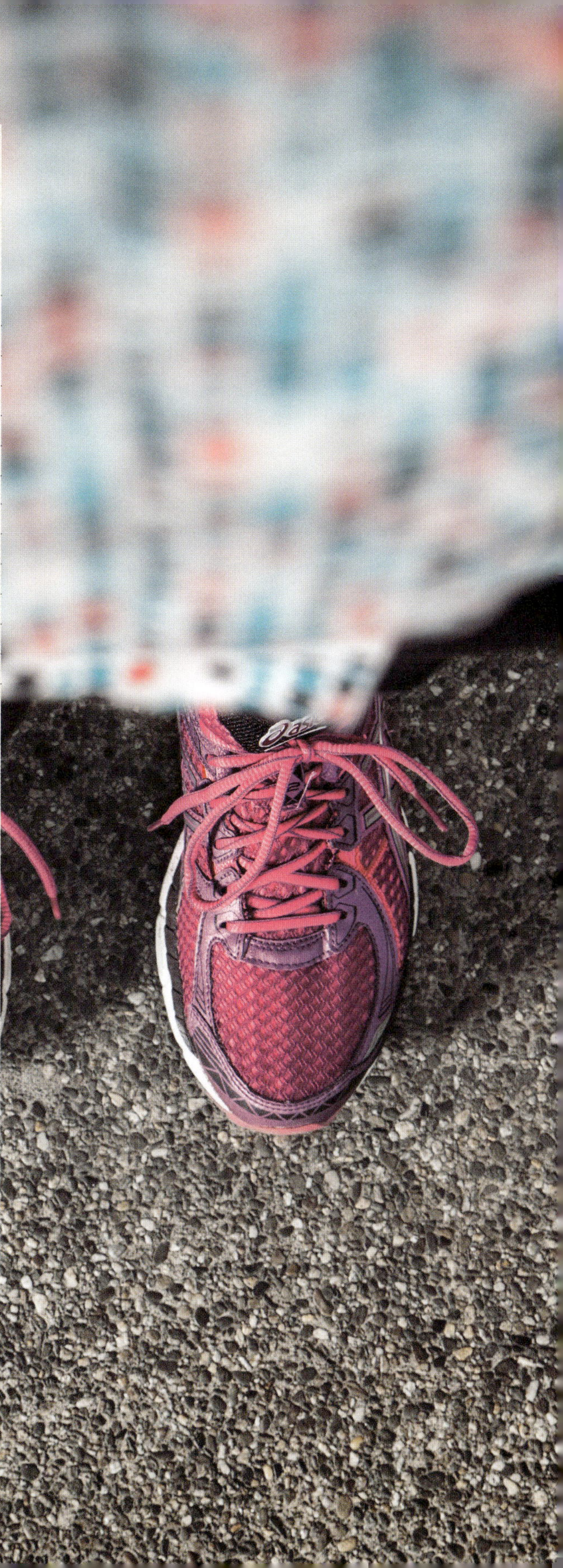

SO GELINGT DIE REGENERATION NACH DEM KAISERSCHNITT MÖGLICHST SCHMERZFREI.

◆ Nehmen Sie jede Hilfe, die sich Ihnen bietet, mit offenen Armen an.

◆ Wenn Sie Schmerzmittel bekommen, wird Ihnen der Gynäkologe raten, diese besser regelmäßig und nicht nur bei akuten Schmerzen einzunehmen. So wird der Schmerz gleichmäßig bekämpft. Wenn Sie weniger Schmerzen haben, trägt das Mittel trotzdem zur raschen Regeneration bei.

◆ Fangen Sie langsam mit dem Aufbau Ihrer körperlichen Aktivität an. Im Prinzip können Sie nach zwei Wochen wieder mit dem Gehen und Ihren Stretching-Übungen starten, doch holen Sie sich zunächst das „Okay" Ihres Arztes. Achten Sie darauf, dass Sie sich nicht zu viel zumuten.

◆ Wenn Ihnen übel oder schwindlig ist, oder wenn Sie in den ersten Wochen merken, dass die Narbe drückt, dann lassen Sie es ruhig angehen.

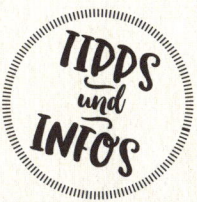

IHR KÖRPER HAT
sich verändert

SENSIBLE BRÜSTE UND STILLEN

Direkt nach der Geburt machen sich Ihre Brüste an die Arbeit. Wenn Sie Ihr Kind stillen wollen, dann werden Hebamme, Krankenschwester oder Arzt nach der Entbindung recht schnell versuchen, das Baby anzulegen. Das unterstützt die Produktion der Muttermilch.

Die ersten Wochen der Stillzeit können unter Umständen hart sein. Das Stillen ist, vor allem beim ersten Kind, sicherlich eine teilweise schmerzhafte Erfahrung. Das ist nicht weiter verwunderlich, denn das Baby wird am Anfang bestimmt bis zu acht Mal am Tag für die nötige Nahrung sowie für Trost und Geborgenheit an Ihren Brüsten saugen. Der Milchstau, der ungefähr am dritten Tag nach der Geburt einsetzt, zeigt Ihnen, dass Ihre Brüste im Moment die volle Aufmerksamkeit brauchen.

Wenn Sie stillen, dann ist es normal, dass Ihre Brüste in den ersten drei Monaten nach der Geburt sensibel sind, doch der schlimmste Schmerz wird nach der ersten Woche schon weniger.

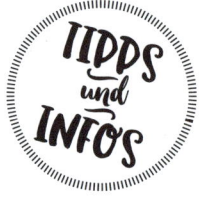

SO LÄSST SICH DER SCHMERZ LINDERN:

- Lassen Sie sich von den „Experten" zeigen, Sie Ihr Kind am besten anlegen können.
- Verwenden Sie die Milch nach dem Stillen, um Ihre Brustwarzen einzureiben. Mit diesem natürlichen „Mittel" können Sie Brustprobleme vermeiden.
- Lassen Sie die Brustwarzen nach jedem Stillen an der Luft trocknen.
- Waschen Sie Ihre Brüste unter der Dusche ohne Seife, damit sie nicht austrocknen.
- Wenn Sie in den ersten Tagen des Stillens Probleme mit dem Milchstau haben, dann legen Sie kühle Kompressen oder Kohlblätter aus dem Tiefkühlfach auf.
- Massieren Sie Ihre Brüste unter der Dusche und vermeiden Sie es, dass Ihre Brüste kurz vor dem Stillen fast bersten. Wenn Ihr Baby noch keine Lust hat, zu trinken, dann nehmen Sie die Spannung aus den Brüsten, indem Sie etwas Milch abpumpen.

Wenn Sie stillen, sollten Sie beim Sport unbedingt einen gut sitzenden BH tragen, der die Brüste maximal stützt. Wenn Sie während der Schwangerschaft noch keine zusätzliche Unterstützung nötig hatten, ist es nun wahrscheinlich so weit. Ihr Cup kann nämlich noch einmal 1 bis 2 Nummern größer als während der Schwangerschaft sein. Wenn Sie merken, dass der Sport-BH nicht genügend Unterstützung gibt, dann empfehle ich Ihnen, zwei Sport-BHs übereinander zu tragen.

Sie sollten den Sport um Ihre Stillzeiten herum einplanen. Zu Beginn ist ein festes Programm wahrscheinlich noch schwierig, deshalb seien Sie möglichst flexibel in der Planung. Wenn Sie wirklich viel Sport treiben, dann versuchen Sie das Stillen zeitlich vor den Sport zu legen oder Muttermilch abzupumpen. Ihre Brüste fühlen sich dann nicht mehr so schwer an und die Milch ist für das Baby so am leckersten. Beim Sport wird in den Muskeln Milchsäure freigesetzt, wodurch die Milch säuerlich schmecken kann. Nach dem Sport lässt der säuerliche Geschmack der Milch langsam wieder nach. Daher sollten Sie erst eine Stunde nach dem Sport wieder stillen.

ERNÄHRUNG

Beim Stillen verliert Ihr Körper automatisch viel Flüssigkeit. Wenn Sie zusätzlich noch Sport treiben, ist es wichtig, viel zu trinken. Trinken Sie ausreichend Wasser. Beim Stillen sollten Sie ebenfalls ein Glas Wasser trinken. Halten Sie beim Sport immer eine Flasche Wasser bereit. Für eine stillende Frau ist es wirklich wichtig, ausreichend zu trinken: etwa 1 bis 2 Liter mehr als die empfohlene Menge von 1,5 Liter am Tag.

Sie verbrauchen beim Stillen zusätzlich etwa 500 Kalorien pro Tag. Wenn Sie wieder angefangen haben, Sport zu treiben, dann verbrennen Sie noch mehr Kalorien. Denken Sie daran, dass Sie sich vor allem gesund ernähren, und essen Sie viel Fisch, Gemüse und Obst.

Wenn Sie stillen, werden Sie rasch die ersten Kilo verlieren, doch Sie sollten in dieser Zeit nicht absichtlich abnehmen. Wenn Sie mehr als 500 Gramm in der Woche abnehmen,

dann gelangen auch im Fett gespeicherte Abfallstoffe in die Muttermilch, und das ist für Ihr Baby nicht gesund.

VAGINALSCHMERZ

Auch wenn Sie nicht genäht wurden, werden Sie wahrscheinlich in den ersten Tagen nach der Geburt im Vaginalbereich Schmerzen verspüren. Dadurch werden aufstehen, sitzen auf einem harten Stuhl und Wasserlassen schmerzlich sein.

EINIGE TIPPS FÜR WENIGER SCHMERZEN:

- Legen Sie mehrmals am Tag eine kühle Kompresse auf die wunden Stellen.
- Stellen Sie auf der Toilette eine Kanne mit lauwarmem Wasser bereit. Damit können Sie ein brennendes Gefühl beim Wasserlassen mildern.
- Bleiben Sie in den ersten Wochen in der Nähe Ihres Bettes. Dann werden Sie schneller wieder fit und müssen auch nicht auf einem harten Stuhl sitzen.

Meist lässt der Schmerz nach einer Woche schon etwas nach, manchmal bleibt die Stelle noch etwas länger sensibel. Wenn Sie nach einer Woche einen Spaziergang unternehmen wollen, dann richten Sie sich bei der Strecke nach Ihrem Zustand. Sie sollten sich dabei wohlfühlen.

BLUTVERLUST NACH DER GEBURT

In den ersten vier bis fünf Tagen nach der Geburt können Sie noch einmal eine Menge Blut verlieren, etwa so als hätten Sie Ihre Regelblutung. Am besten verwenden Sie eine Monatsbinde. Nach der ersten Woche wird das Blut immer dunkler, danach wird es wieder heller. Die Blutung kann bis zu acht Wochen anhalten. Auch wenn beim Sport eine Monatsbinde nicht sehr bequem erscheinen mag, so ist sie für die ersten Wochen nach der Geburt die sicherste Methode. Achten Sie auf den Blutverlust, wenn Sie wieder anfangen, Sport zu treiben. Wenn das Blut mehr wird, dann machen Sie einige Tage etwas weniger Sport und nehmen anschließend das normale Training wieder auf.

BAUCHMUSKELN

In den ersten Tagen nach der Geburt werden Sie auf jeden Fall merken, dass sich die Bauchmuskulatur wieder regenerieren muss. Bei jeder Aktivität, bei denen die Bauchmuskeln gebraucht werden, werden Sie feststellen, wie schlapp Sie noch sind. Dadurch müssen die Rückenmuskeln mehr tun. Genau deshalb müssen Sie nun auf Ihre Haltung achten, wenn Sie etwas heben, und möglichst die Kraft aus den Beinen einsetzen. Vor allem, wenn Sie das Baby baden, ist die Versuchung groß, sich nach vorn zu beugen – und dann kommt alle Kraft aus dem Rücken. Versuchen Sie, möglichst aufrecht zu stehen.
Ihre Bauchmuskeln werden sich leider nicht von selbst regenerieren. Um sie wieder zu kräftigen, müssen Sie selbst aktiv werden. Auch wenn Sie in den ersten Wochen noch nicht alle Bauchmuskelübungen machen können, so können Sie bereits damit anfangen, die Bauchmuskeln anzuspannen. Starten Sie damit schon am ersten Tag nach der Geburt. Je früher Kraft und Koordination der Bauchmuskeln zurückkommen, desto besser. Machen Sie die Übungen ab Seite 164.

GEWICHT NACH DER GEBURT

Bei der Geburt haben Sie direkt die ersten fünf bis sechs Kilo verloren. Allerdings wird

Ihr Bauch nicht innerhalb von zwei Tagen völlig verschwunden sein. Dafür gibt es verschiedenen Gründe: So ist die Gebärmutter bis etwa sechs Wochen nach der Geburt noch größer als normal. Außerdem befindet sich nach der Geburt noch zusätzliche Flüssigkeit im Körper. Erst nach zwei Wochen ist der Flüssigkeitshaushalt wieder ganz normal. Tragen Sie in den ersten Wochen nach der Geburt bequeme Kleidung, vor allem beim Sport.

Natürlich wünschen Sie sich so schnell wie möglich Ihr altes Gewicht zurück. Doch in den ersten sechs Wochen nach der Geburt ist es keine gute Idee, weniger zu essen, denn der Körper ist damit beschäftigt, sich wieder zu regenerieren. Vor allem wenn Sie stillen, ist eine gesunde Ernährung ganz wichtig. Denn die anhaltende Milchproduktion kostete jede Menge Kraft!

Auch ohne Diät wird Ihr Körper auf natürlichem Weg die Extrakilo wieder loswerden, wenn Sie nicht zu viel essen. Sport hilft Ihnen, auf gesunde Art Gewicht zu verlieren, doch das passiert am besten in Kombination mit gesunder Ernährung. Wenn Sie stillen, werden Sie vor allem am Anfang mehr Gewicht verlieren. Ihr Körper wird jedoch – solange Sie stillen – einige Kilos festhalten.

LOCKERE GELENKE

Die Hormone, die während der Schwangerschaft dafür gesorgt haben, dass Ihre Gelenke schön locker waren, bleiben auch vier bis sechs Monate nach der Geburt aktiv. Wenn Sie stillen, kann das auch etwas länger dauern. Dadurch steigt das Verletzungsrisiko. Es ist also wichtig, dass Sie Ihre Muskeln trainieren, damit der Körper sich kräftigt und Verletzungen und Beschwerden vermieden werden.

SPORT NACH
der Geburt

Nach der ersten Geburt ist es mit dem kleinen Winzling in Ihrem Leben ganz bestimmt schwierig, das Sportgramm wieder aufzunehmen. Alles dreht sich ums Füttern – auch nachts – und das Baby verlangt viel Aufmerksamkeit. Dafür brauchen Sie ganz viel Extra-Energie.

> **GENIESSEN, KRAFT TANKEN UND FIT WERDEN**

Bewegung sorgt nicht nur dafür, dass Sie Gewicht verlieren und Kraft tanken, sondern sie fördert auch die Regeneration. Beginnen Sie gleich im Wöchnerinnenbett mit dem Anspannen der Beckenbodenmuskeln. Das sorgt für eine erhöhte Blutzufuhr und fördert die Regeneration. Durch die Kräftigung der Bauchmuskeln sorgen Sie gleichzeitig für mehr Stabilität des Körpers.

Je früher Sie anfangen, Ihre Sportroutine langsam wieder aufbauen, desto besser. In diesem Kapitel zeige ich Ihnen, wie Sie Ihre Kondition wiedererlangen und wie Sie mit muskelkräftigenden Übungen und Stretching-Übungen Ihren Körper stärken und beweglich machen. Die ersten sechs Wochen vergehen bei dem ganzen Trubel wie im Flug, doch halten Sie an Ihrem Aktionsplan für die Zeit nach der Geburt fest!

Ihr persönlicher AKTIONSPLAN

Erstellen Sie für die ersten sechs Wochen
nach der Geburt einen Aktionsplan. Füllen Sie
den nachfolgenden Aktionsplan aus.

AKTION # 1

AKTION # 2

AKTION # 3

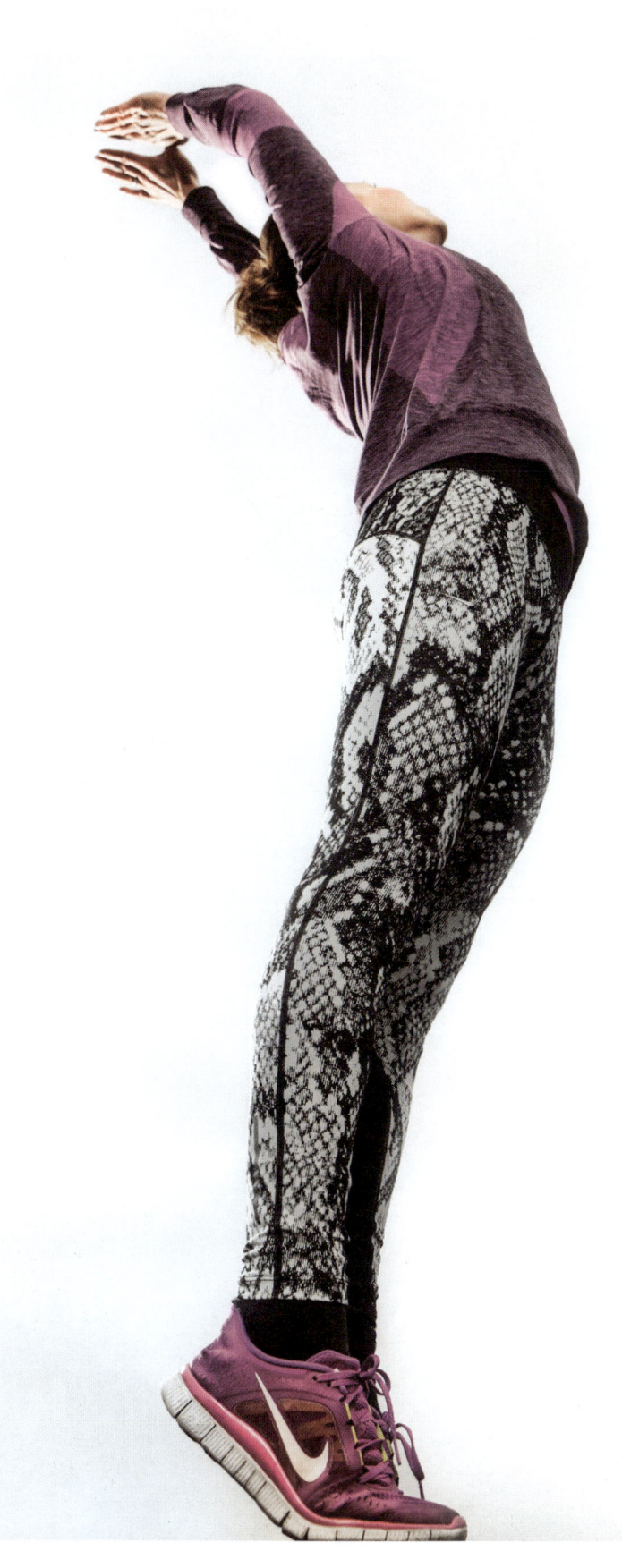

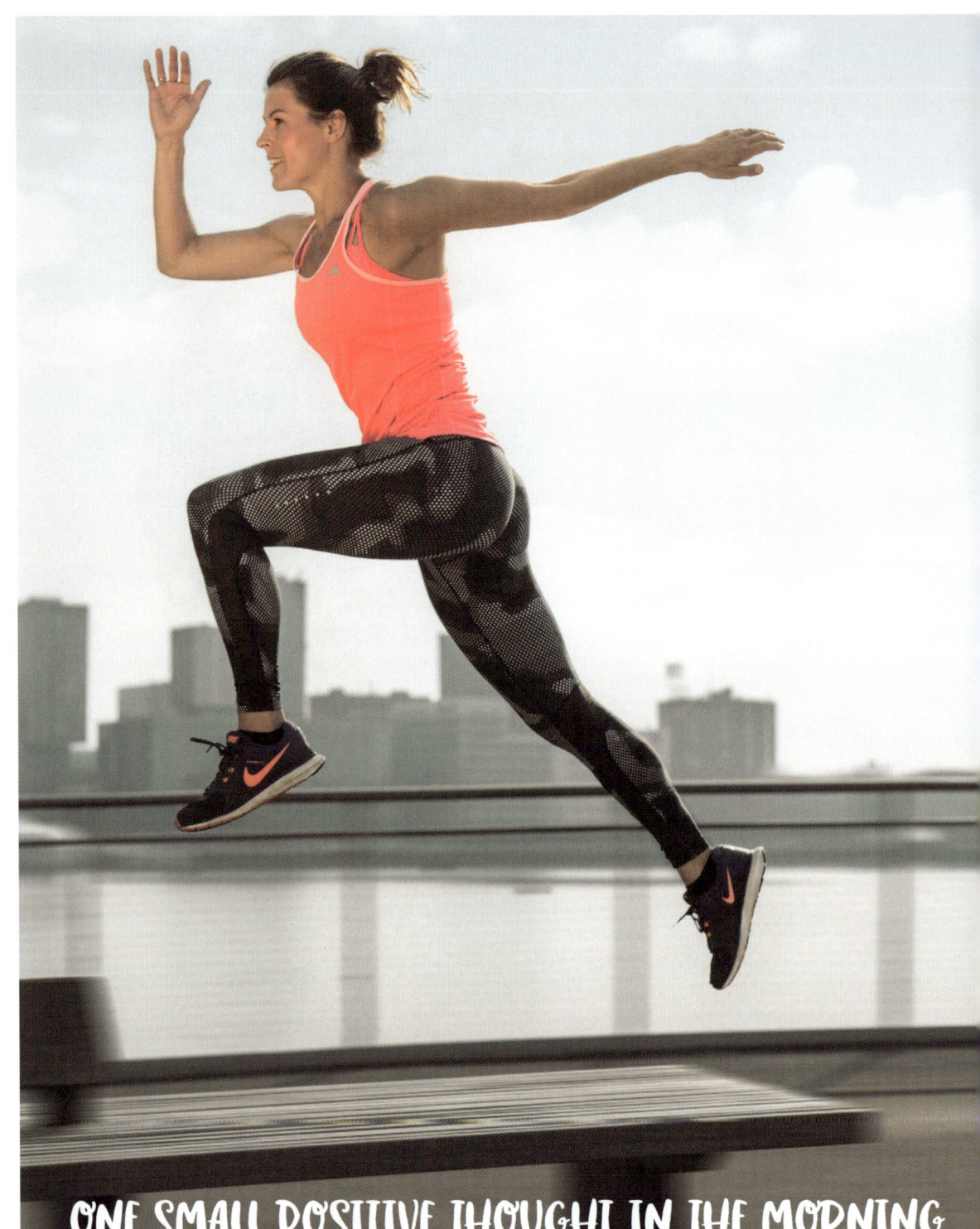

ONE SMALL POSITIVE THOUGHT IN THE MORNING,
can change your whole day

ÜBUNGEN
nach der Geburt

LET'S DO THIS!

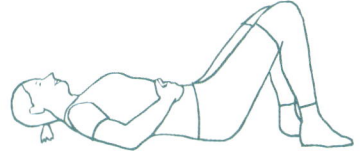

Achtung: Nach einem Kaiserschnitt starten Sie erst in der dritten Woche nach der Geburt mit der ersten Woche des Übungsprogramms.

WOCHE 1

Ruhen Sie sich aus. Konzentrieren Sie sich auf sich und Ihr Baby und lassen Sie andere den Rest tun. Ruhe sorgt dafür, dass Beckenbodenmuskeln, Becken, Bauchmuskeln und alles, was damit in Verbindung steht, sich regenerieren können.

1 Sie liegen auf dem Rücken im Bett und spannen die querverlaufenden Bauchmuskeln an, indem Sie den Bauchnabel Richtung Wirbelsäule ziehen. Ziehen Sie den Bauch nicht zu stark ein, sie müssen weiter atmen können. Versuchen Sie zu spüren, wie die geraden Bauchmuskeln sich anspannen.

Diese Übung über den Tag verteilt 10-mal wiederholen.

ZIEL DER ÜBUNG:
Für die Regeneration der Diastase (der Spaltbildung zwischen den geraden Bauchmuskeln in der Schwangerschaft) ist es wichtig, die Bauchmuskeln zu trainieren. Dadurch werden die beiden Teile des geraden Bauchmuskels wieder näher zusammengeführt. Das ist wichtig für die Stabilität des gesamten Körpers.

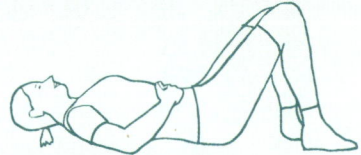

2 Trainieren Sie die Beckenbodenmuskeln. Sie liegen auf dem Rücken im Bett, die Knie sind gebeugt und die Füße stehen auf dem Bett auf. Sie ziehen die Beckenbodenmuskeln an und lösen langsam wieder die Spannung. Einatmen. Beim Ausatmen können Sie die Beckenbodenmuskeln anspannen, so als würden Sie das Wasserlassen unterdrücken. Versuchen Sie hierbei, Bauch- und Gesäßmuskeln völlig zu entspannen.

Diese Übung über den Tag verteilt 10-mal wiederholen.

ZIEL DER ÜBUNG:
Nach der Schwangerschaft/Geburt ist es wichtig, die Beckenbodenmuskeln täglich zu trainieren. Diese Muskeln haben während der Schwangerschaft und vor allem bei der Geburt ganz schön gelitten. Stabilität und Kraft des Beckenbodens haben dadurch stark abgenommen. Genau wie nach einer Operation oder Verletzung müssen sich diese Muskeln durch Training und langsamen Belastungsaufbau wieder erholen.

WOCHEN 2 UND 3

Langsam werden Sie wieder fit, doch Sie sollten sich noch immer schonen. Hören Sie auf Ihren Körper. Heben Sie nicht zu viel und arbeiten Sie nicht zu viel im Haushalt. Überlassen Sie das möglichst anderen.

1 Machen Sie in diesen Wochen nochmals die Übungen aus der ersten Woche.

Versuchen Sie, die Übungen im Stehen und Liegen zu machen.

Bauen Sie diese Übung weiter aus, bis Sie sie nach dem Stillen 5- bis 10-mal wiederholen.

2 Achten Sie auf Ihre Haltung, wenn Sie stehen, sich bewegen, Windeln wechseln und stillen. Wenn Sie stehen, merken Sie sich Folgendes:

- Stellen Sie Ihre Füße hüftbreit oder breiter auseinander. Verteilen Sie Ihr Gewicht auf beide Füße. Der Schwerpunkt sollte in der Mitte liegen.
- Die Knie sind fast durchgestreckt (können noch etwas federn).
- Der Po ist leicht angespannt.
- Der Rücken ist gestreckt, ein leichter natürlicher Buckel im Kreuz: Machen Sie sich ganz lang.
- Brust aufrecht, Schultern unten, der Nacken ist die Verlängerung der Wirbelsäule; das Kinn ist etwas eingezogen.
- Bauchnabel einziehen und herausstrecken. Leichtes Anspannen der Bauchmuskeln.
- Gleichmäßig weiteratmen. Beim Kraftsetzen ausatmen. So vermeiden Sie Druck auf Beckenboden und Diastase.

An den Tagen, an denen Sie keine Übungen machen oder anderweitig eingespannt sind, können Sie sowohl Bauch- als auch Beckenbodenmuskeln entspannen (lockern).

3 Machen Sie einen Spaziergang im Freien ohne Ihr Baby – nicht zu lange und nicht zu schnell. Es reichen 10 bis 15 Minuten.

Diesen Spaziergang können Sie jeden Tag machen und eventuell bis auf 30 Minuten ausbauen.

WOCHE 4

Übungen für die Beckenbodenmuskeln und die Bauchmuskeln sind äußerst wichtig! Gleichzeitig sollten die Muskeln auch entspannt werden! Dadurch bekommen sie ihre maximale Flexibilität und Kraft zurück. Wenn alles gut läuft und Sie schnell wieder fit werden, können Sie die Übungen der vorhergehenden Wochen weiter ausbauen und sie öfter wiederholen (maximal 20-mal).

Sie fühlen sich gut? Dann können Sie folgende Übungen hinzufügen:

LIFT-ÜBUNG

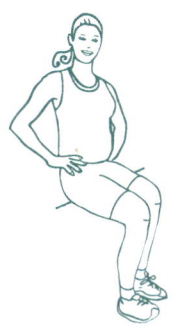

Setzen Sie sich hin. Beide Füße stehen fest auf dem Boden und der Rücken ist nicht angelehnt. Um den querverlaufenden Bauchmuskel (transversus) zu finden, legen Sie die Hände am besten auf die Hüftknochen und die Finger etwas oberhalb davon. Einmal ruhig husten. Sie spüren dann unter den Fingern, dass sich ein Muskel wölbt. Das ist der querverlaufende Bauchmuskel.

1 Konzentrieren Sie sich auf Ihre Atmung.
2 Beim Ausatmen bringen Sie den querverlaufenden Bauchmuskel Richtung Rückgrat (Ziehen Sie den Bauchnabel ein).

Sie spannen den querverlaufenden Bauchmuskel unterschiedlich stark an, ähnlich einem Lift, der Etage für Etage nach oben fährt. Volle Entspannung ist das Erdgeschoss, volle Anspannung entspricht der sechsten Etage.

3 Bringen Sie den querverlaufenden Bauchmuskel in die fünfte Etage (in Gedanken) und halten Sie diese Position 30 Sekunden.
4 Atmen Sie ruhig weiter und versuchen Sie, die übrigen Muskeln möglichst zu entspannen. Bringen Sie den querverlaufenden Bauchmuskel von der fünften zur sechsten Etage und halten Sie die Position 10 Sekunden.
5 Entspannen Sie den querverlaufenden Bauchmuskel nun langsam und gehen Sie Etage für Etage zurück zum Erdgeschoss.
6 Entspannen Sie sich 10 Sekunden, bevor Sie erneut mit dem Anspannen beginnen.

Diese Übungen 3-mal wiederholen. Sie können sich langsam auf mehre Male am Tag steigern.

> # IHRE BAUCH- UND BECKENMUSKELN REGENERIEREN SICH NICHT VON SELBST

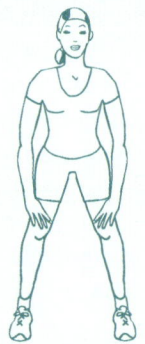

WOCHE 5 UND 6

Wenn alles gut läuft, dann können Sie nach den Spaziergängen und den Übungen der vorangegangenen Wochen wieder mit muskelkräftigenden Übungen starten. Nachfolgend einige Übungen, die Sie jeden zweiten oder jeden vierten Tag machen können.

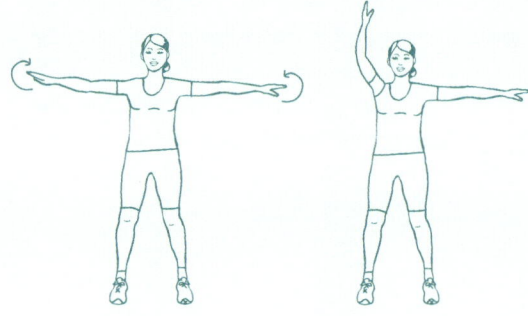

AUSDAUER & BELASTUNG BECKENBODEN

Stellen Sie sich aufrecht hin und legen Sie die Hände auf die Knie (oder setzen Sie sich auf einen Stuhl). Bei den Übungen atmen Sie normal weiter und versuchen, die übrigen Muskeln zu entspannen.

1 Ziehen Sie die Beckenbodenmuskeln langsam (so weit wie möglich) an.
2 Halten Sie jede Anspannung ungefähr 5 Minuten.
3 Atmen Sie ruhig weiter.
4 Lösen Sie die Anspannung langsam bis zur vollkommenen Entspannung.
5 Wiederholen Sie die Übung.

Diese Übungen dreimal am Tag 5-mal mit einer Ruhepause von 5 Sekunden wiederholen. Alles gut? Dann können Sie sich steigern:
3 x 10 Wiederholungen von 5 Sekunden
3 x 10 Wiederholungen von 7 Sekunden
3 x 10 Wiederholungen von 10 Sekunden
3 x 15 Wiederholungen von 10 Sekunden

ARME UND SCHULTERN

Die Arme seitlich bis auf Schulterhöhe strecken.

1 Mit den Armen 10 kleine Kreisbewegungen zuerst nach hinten und dann nach vorn ausführen.
2 Mit den Armen 10 große Kreisbewegungen zuerst nach hinten und dann nach vorn ausführen.
3 Die Arme wieder zur Seite strecken und nun den linken Arm 5-mal zum Kopf führen. Anschließend diese Bewegung mit dem rechten Arm machen.
4 Die Arme wieder zur Seite strecken und leicht nach oben federn. Etwa 10 Sekunden halten.

Tipp: Etwas schwieriger werden die Übungen, wenn sie mit Gewichten in der Hand ausgeführt werden.

SQUAT

Stellen Sie die Füße hüftbreit auseinander. Ziehen Sie den Bauchnabel zur Wirbelsäule (spannen Sie die Bauchmuskeln an), die Brust nach vorn, die Schultern nach hinten und unten lassen. Beugen Sie die Knie und sinken Sie mit Ihrem Po nach hinten und unten. Gehen Sie so tief hinunter, wie es noch angenehm ist. Atmen Sie aus, wenn Sie wieder nach oben kommen. Die Knie bleiben oberhalb der Füße. Versuchen Sie, mit dem Oberkörper so gerade wie möglich zu bleiben und blicken Sie nach vorn.
Diese Übung über den Tag verteilt 2-mal wiederholen.

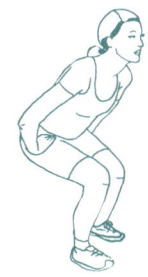

SCHRÄGE BAUCHMUSKELN

Stellen Sie sich in die Ausgangsposition: Die Füße stehen hüftbreit auseinander. Legen Sie die Hände hinter den Kopf. Achten Sie darauf, dass Sie bei diesen Übungen immer den querverlaufenden Bauchmuskel anspannen (Lift-Übung Etage 3, siehe Seite 169). Bewegen Sie den Ellbogen Richtung Hüfte, indem Sie den Oberkörper gerade zur Seite beugen.

Diese Übung insgesamt 10-mal wiederholen.

Tipp: Es ist wichtig, Hüfte und Beine still zu halten und nur den Oberkörper zu bewegen. Achten Sie auf Ihre Atmung.

ERNÄHRUNGSTIPPS

Frühstück. Ein guter Start in den Tag ist die halbe Miete.

Regelmäßig und über den Tag verteilt fünf kleine Mahlzeiten essen. So bleibt der Blutzuckerspiegel stabil und Sie verhindern, dass Sie keine Energie mehr haben.

Jeden Tag frisches Gemüse und Obst essen. Möglichst in Bio-Qualität.

Lassen Sie keine Mahlzeit aus. Sonst sackt der Blutzuckerspiegel und Sie haben keine Energie mehr.

Möglichst abwechslungsreich essen und trinken. So kurbeln Sie die Verdauung an.

Fischöl. Omega-3-Fettsäuren werden sehr schnell durch den Körper verbrannt, liefern direkt Energie und erhöhen den Serotoninspiegel, das sogenannte Glückshormon.

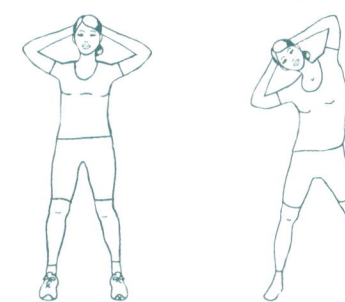

Hinweis: Wir empfehlen Ihnen, mindestens 12 Wochen nach der Geburt auf joggen zu verzichten. Der Beckenboden hat sich noch nicht ausreichend regeneriert, um diese Belastung aufzufangen.

Stretching

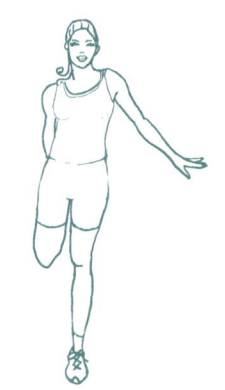

Abgesehen davon, dass es sehr sinnvoll ist, die Muskeln wieder zu kräftigen, hilft das Stretching der Muskeln, verschiedenste Beschwerden zu vermeiden. Das Stretching von Bauch, Rücken, Waden und Ischiocrural-Muskeln (rückseitige Oberschenkelmuskulatur) sorgt dafür, dass Sie sich schnell wieder fit fühlen. Mit den folgenden Dehnübungen können Sie ganz einfach alle Muskeln wieder in Bewegung setzen. Beginnen Sie langsam und halten Sie jede Dehnung mindestens 10 Sekunden.

OBERSCHENKEL-STRETCHING, SEITE 41

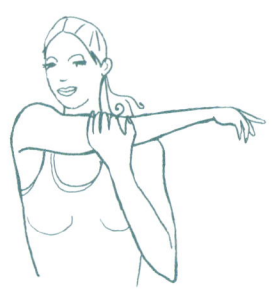

SCHULTER-STRETCHING, SEITE 41

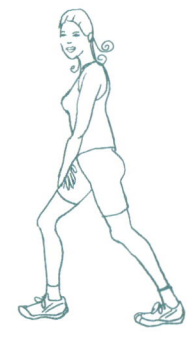

WADEN-STRETCHING, SEITE 40

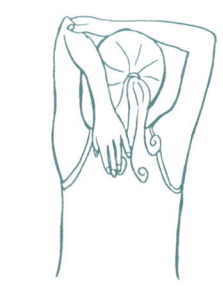

TRIZEPS-STRETCHING, SEITE 42

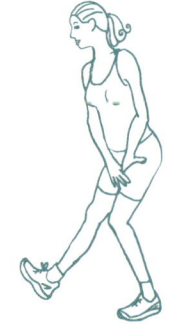

HARMSTRING-STRETCHING, SEITE 40

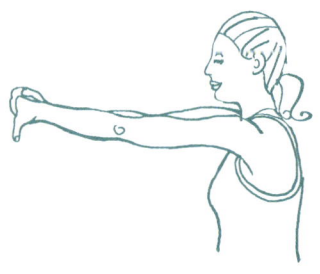

STRETCHING IM OBEREN RÜCKEN, SEITE 42

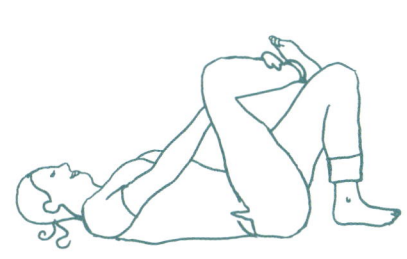

GESÄSSMUSKEL-STRETCHIUNG, SEITE 82

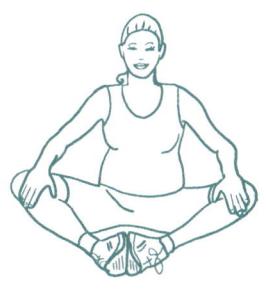

OBERSCHENKEL-STRETCHING, S. 126

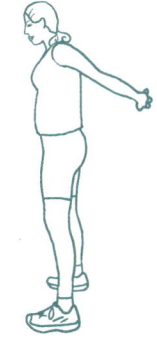

BRUSTMSUKEL-STRETCHIUNG, SEITE 82

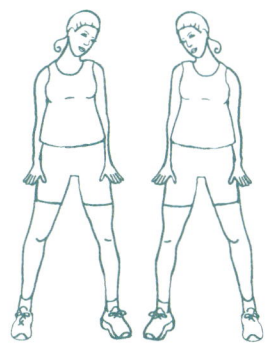

NECKEN-STRETCHING, S. 127

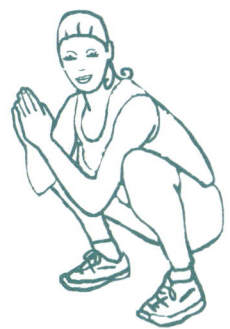

KREUZMUSKEL-STRETCHING, SEITE 83

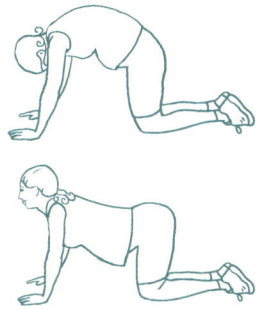

KATZEN-STRETCHING, S. 127

Woche 01

MONTAG

....

....

DIENSTAG

....

....

MITTWOCH

....

....

DONNERSTAG

....

....

FREITAG

....

....

SAMSTAG

....

....

SONNTAG

....

....

....

GEWICHT:

....

....

hier AUS- FÜLLEN

TO-DO:

DAS SCHÖNSTE ERLEBNIS DER WOCHE:

MOTTO DER WOCHE:

Woche 02

NACH DER GEBURT

MONTAG

....

....

DIENSTAG

....

....

MITTWOCH

....

....

DONNERSTAG

....

....

FREITAG

....

....

SAMSTAG

....

....

SONNTAG

....

....

....

GEWICHT:

....

....

....

Woche 03

MONTAG

....

....

DIENSTAG

....

....

MITTWOCH

....

....

....

DONNERSTAG

....

....

....

FREITAG

....

....

....

SAMSTAG

....

....

....

SONNTAG

....

....

....

....

....

GEWICHT:

....

....

....

TO-DO:

....

....

....

....

....

....

DAS SCHÖNSTE ERLEBNIS DER WOCHE:

....

....

....

....

MOTTO DER WOCHE:

Woche 04

NACH DER GEBURT

MONTAG

DIENSTAG

MITTWOCH

DONNERSTAG

FREITAG

SAMSTAG

SONNTAG

GEWICHT:

Woche 05

MONTAG

DIENSTAG

MITTWOCH

DONNERSTAG

FREITAG

SAMSTAG

SONNTAG

GEWICHT:

hier AUS-FÜLLEN

TO-DO:

DAS **SCHÖNSTE** ERLEBNIS DER WOCHE:

MOTTO DER WOCHE:

Woche 06

NACH DER GEBURT

MONTAG
....
....

DIENSTAG
....
....

MITTWOCH
....
....

DONNERSTAG
....
....

FREITAG
....
....

SAMSTAG
....
....

SONNTAG
....
....
....

GEWICHT:
....
....
....

A BABY IS THE HAPPIEST REASON TO GET BACK IN SHAPE

◆

Hurra, endlich einmal Zeit für sich haben! Mit den „Back in Shape"-Workouts können Sie sechs Wochen nach der Geburt (nach der Nachkontrolle) wieder langsam an Ihrer Fitness arbeiten und Ihre Kondition aufbauen. Das Training wird durch erfahrene Trainer begleitet und wurde in Zusammenarbeit mit Gynäkologen und Beckenboden-Physiotherapeuten entwickelt. So treiben Sie verantwortungsvoll Sport. Die herausfordernden Workouts an der frischen Luft sorgen zudem dafür, dass Sie wieder fit und energiegeladen werden!

DAS ERWARTET SIE:
- Persönliche Begleitung durch professionelle Trainer
- Ein vollständiges Training zur Regeneration des gesamten Körpers
- Kräftigung der Rumpf- und Rückenmuskeln
- Augenmerk auf Regeneration der Beckenbodenmuskeln
- Erfahrungsaustausch mit Frauen in ähnlicher Situation

WAS BRINGT ES IHNEN:
- Aktive Regeneration des Körpers
- Sie fühlen sich schnell wieder physisch und mental fit
- Ihre Kondition verbessert sich spürbar
- Entspannte Momente für sich selbst
- Sie schaffen es, ein Sportprogramm aufzubauen!

JOIN US!
TRAINIEREN SIE MIT MOM IN BALANCE DEUTSCHLAND IN KOELN, FRANKFURT ODER BERLIN
www.mominbalance.com/deutschland/de/

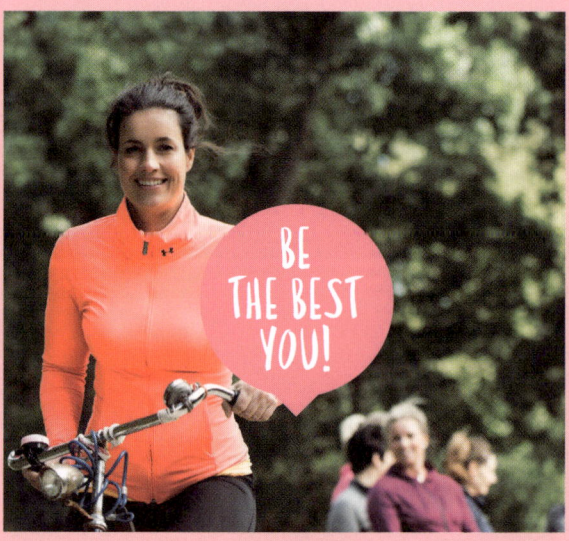

BE THE BEST YOU!

Literaturverzeichnis

INSPIRIERENDE BÜCHER UND WEBSITES

Artal et al., 2010 *[Temperatur beim Sport]*

Baker, C., *Pregnancy and Fitness*, Black Publishers 2006

Bermann-Fortgang, L., *Living Your Best Life*, LBF 2001

Boom-Binkhorst, F. H., *Mens en voeding*, HB 2002

Clapp, J. F., *Exercising Through Your Pregnancy,* Addicus Book 2002

Clapp, J. F., Rizk K. H., ‚*Effect of Recreational Exercise on Mid-Trimester Placental Growth'*,
    in: American Journal of Obstetrics and Gynecology, 1992, S. 1518–1521

Costain, L., und Graines, N., *Gezond genieten tijdens je zwangerschap*, Spectrum 2008

Hendriks, E., *Lekker gezond zwanger,* met meer dan 60 recepten en tips, Caplan 2006

Jackson ea., *The Effect of Maternal Aerobic Exercise on Human Placental Development*, 1995; S. 179–181

Keogh, S., *The Complete Workout Log*, Axis Publishing Limited 2006

Meijer, L., *Hapsis-yoga voor zwangeren*, Akasha 1997

Mottola et al., 2010 [Hartslag tijdens sporten]

Moxley, C., ‚The Busy Mom's Ultimate Fitness Guide", in: *Fitness InSight* 2006

Nisbett, R., *Intelligence and How to Get It*, Norton & Co 2009

Paisley, T. S., Joy ea., ‚Exercise During Pragnancy: A Practical Approach', in: *Curr SportsMed*, 2003; S. 325–330.

Rippe, J. M., *Your Plan for a Balanced Life*, Thomas Nelson, Inc 2008

Rock, D., *Personal Best*, Simon & Schuster Pty Limited 2001

Swedan, N., *The Active Women's Health Fitness Handbook*, The Berkeley Publishing Group 2003

Zwangerschap en Preconceptie, 26. Mai 2009 in Den Haag, Symposium zu Schwangerschaft und Ernährung

www.fitpregnancy.com

www.gezondheidsraad.nl

www.voedingscentrum.nl

Über die Autorin

Als Mutter von vier großartigen Kindern habe ich selbst erfahren, wie Sport und gesunde Ernährung Schwangerschaft und Regeneration nach der Schwangerschaft sehr positiv beeinflussen können. Und ich merke an den Frauen, für die ich Schwangerschafts-Workouts veranstalte, wie Sport und Bewegung dazu beitragen, die Schwangerschaft auf gesunde und energievolle Weise zu erleben.

Ich selbst habe immer viel Sport getrieben. Einige Jahre fuhr ich Rad auf hohem Niveau und war Eisschnellläuferin. Außerdem war ich jahrelang als Trainerin aktiv. Nach meinem Fachhochschulstudium im Bereich der Pflege arbeitete ich als Krankenpflegerin und studierte anschließend an der Vrije Universität in Amsterdam Organisations-Anthropologie. Nachdem ich einige Jahre als Gesundheits-Managerin aktiv war, bekam ich 2005 unsere erste Tochter. Fast unmittelbar danach zogen wir nach New York. An der New York University erwarb ich einen Abschluss in Life Coaching und machte eine Personal-Training-Ausbildung am American College of Sports Medicine.

Während unseres Aufenthalts in New York fiel mir auf, dass die Frauen dort auch während ihrer Schwangerschaft noch sehr aktiv waren. Es war nicht außergewöhnlich, dass im Central Park eine Schwangere im achten Monat ihre Runden drehte. Das war meine große Inspirationsquelle und Mom in Balance war geboren! Zwei Jahre lang trainierte und coachte ich im New Yorker Central Park Schwangere und Mütter. Ende 2008 kehrten wir zurück in die Niederlande. Meine Erfahrungen in den Vereinigten Staaten bilden die Grundlage für Mom in Balance in den Niederlanden.

Esther van Diepen

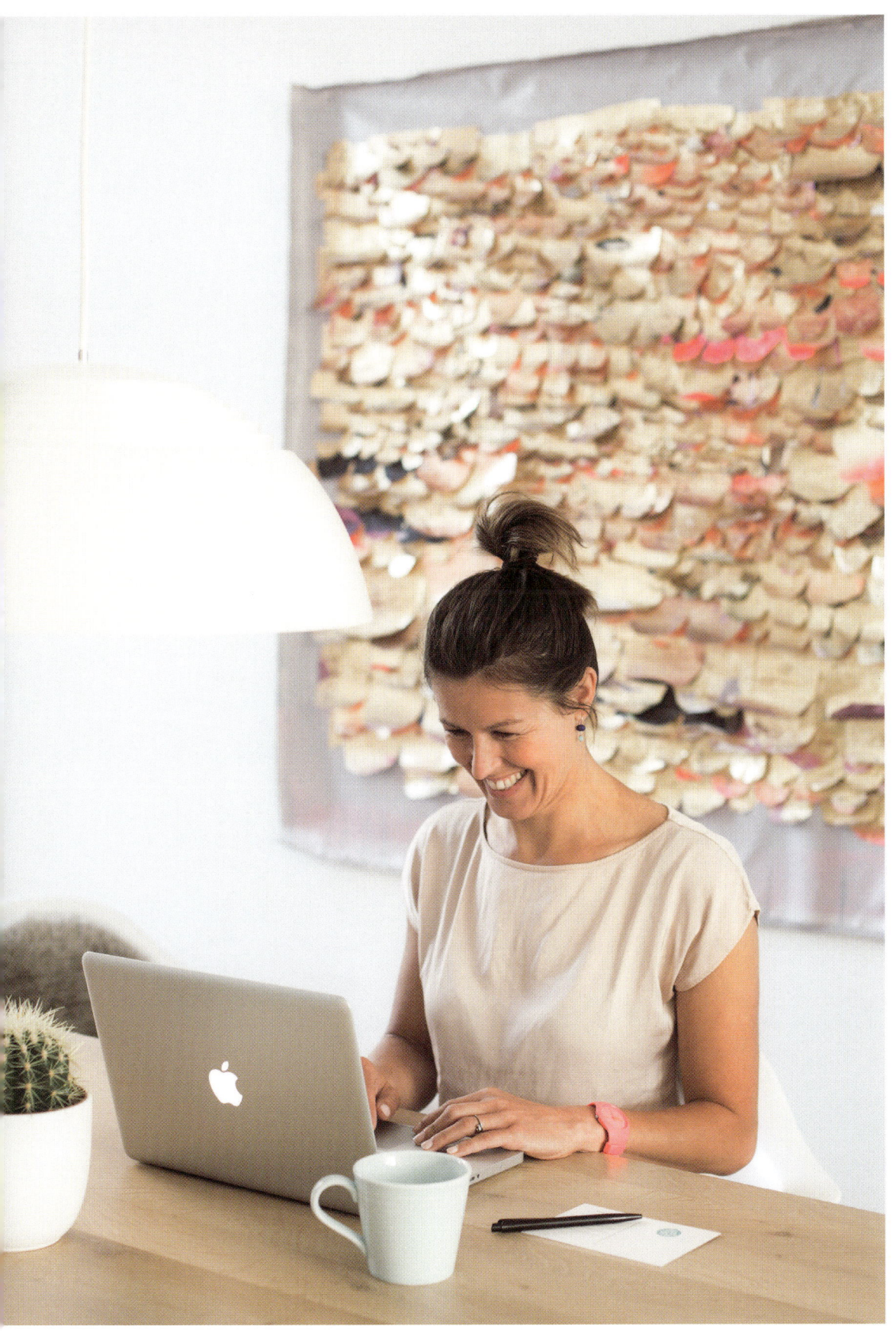

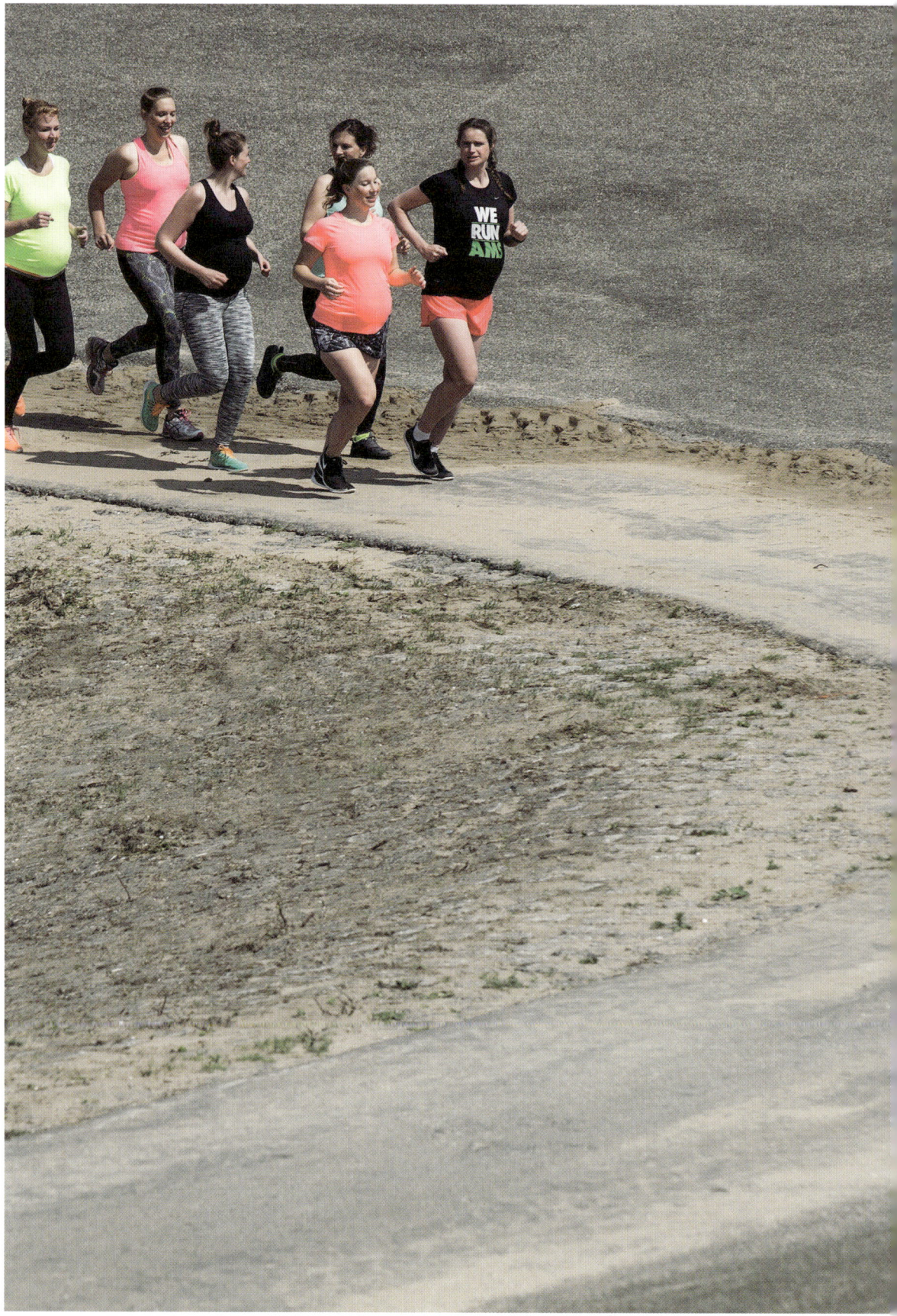